15

Chirurgie Infantile.

MANUEL DU MÉDECIN PRATICIEN

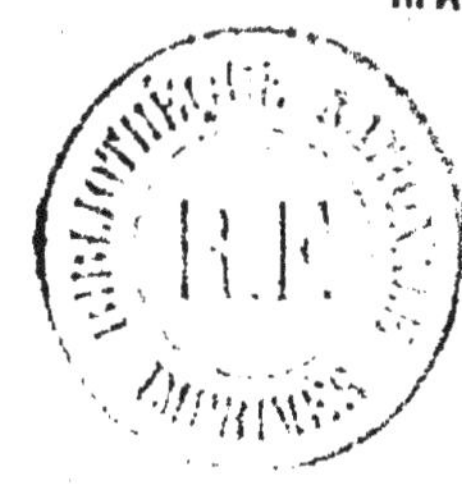

AIDE-MÉMOIRE

DE

CHIRURGIE INFANTILE

Te 18
756
(1)

So 58980

LIBRAIRIE J.-B. BAILLIÈRE ET FILS

BLANC (L.). — **Les Anomalies chez l'Homme**. Préface par le professeur C. DARESTE. 1893, 1 vol. in-16 de 328 pages, avec 127 fig. .... 3 fr. 50

BOUCHUT. — **Traité pratique des maladies des Nouveau-Nés**, des enfants à la mamelle et de la seconde enfance. 8e *édition*, 1 vol. in-8 de 1.148 pages, avec 189 figures.............. 18 fr.

BOUVIER (H.). — **Leçons cliniques sur les Maladies chroniques de l'Appareil locomoteur**. 1 vol. in-8 de 532 pages.......................... 7 fr.

— **Atlas des Leçons sur les Maladies chroniques de l'Appareil locomoteur**. 1 atlas in-folio de 20 pl., cart. 18 fr.

CHEVALIER (Edg.). — **Chirurgie des Voies urinaires**, par le Dr Edg. CHEVALIER, chirurgien des hôpitaux de Paris; préface de M. le professeur F. GUYON. 1899, 1 vol. in-18 jésus de 360 pages, avec 85 figures, cartonné.......................... 5 fr.

DEBIERRE. — **Les Vices de conformation des Organes génitaux et urinaires de la Femme**. 1892, 1 vol. in-16 de 351 pages et 85 figures.......................... 3 fr. 50

D'ESPINE ET PICOT. — **Traité pratique des Maladies de l'Enfance**, par A. D'ESPINE, professeur de pathologie interne à l'Université de Genève, et C. PICOT, médecin de l'infirmerie du Prieuré de Genève. 6e *édition*. 1900, 1 vol. gr. in-8 de 996 p..... 16 fr.

FERROUD (P.). — **L'Intubation du Larynx** chez l'enfant et chez l'adulte. 1894, gr. in-8.......................... 3 fr. 50

GILLET. — **La pratique de la sérothérapie** et les nouveaux traitements de la diphtérie, sérothérapie, intubation, trachéotomie. 1895, 1 vol. in-18, avec fig., cart.......................... 4 fr.

GUINARD. — **Précis de Tératologie**, anomalies et monstruosités, introduction par le professeur C. DARESTE, 1892, 1 vol. in-18 jésus de 512 p., avec 272 fig.......................... 8 fr.

HAMILTON. — **Traité pratique des Fractures et des Luxations**. 1 vol. gr. in-8 de 1292 pages, avec 514 figures. 24 fr.

HELFERICH et DELBET. — **Atlas-Manuel des Fractures et Luxations**. 2e *édition française*, par le Dr Paul DELBET. 1900, 1 vol. in-16 de 300 pages, avec 68 planches coloriées, relié en maroquin souple, tête dorée.......................... 20 fr.

HOLMES (T.). — **Thérapeutique des Maladies chirurgicales des Enfants**. 1 vol. gr. in-8 de 918 p., 330 figures. 15 fr.

LE DENTU. — **Des Anomalies du Testicule**, par A. LE DENTU, professeur à la Faculté de médecine de Paris. In-8, 168 pages. 3 fr. 50

LÜNING et SCHULTHESS. — **Atlas manuel de Chirurgie orthopédique**, par A. LÜNING et W. SCHULTHESS, *édition française* par le Dr Paul VILLEMIN. 1902, 1 vol. in-18 jésus de 500 pages avec 16 planches en couleur et 300 fig., rel. souple, tranches dorées.

MAYET (H.). — **Anatomie et Chirurgie de la Vessie chez l'Enfant**, taille et lithotritie. 1897, in-8, 222 pages et fig... 5 fr.

SAINT-GERMAIN (L.-A. de). — **Chirurgie orthopédique**. 1 vol. in-8, 651 p., avec 129 figures.......................... 9 fr.

MANUEL DU MÉDECIN PRATICIEN

AIDE-MÉMOIRE

DE

CHIRURGIE INFANTILE

PAR

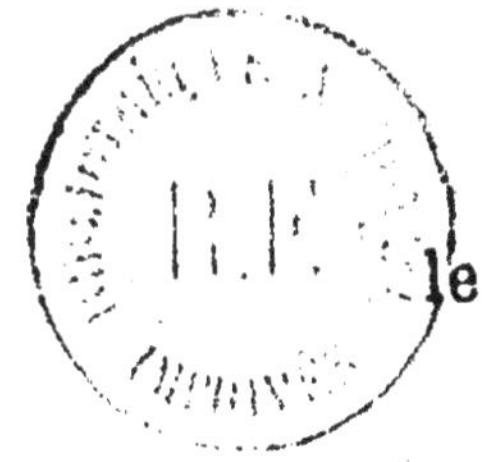

le Professeur Paul LEFERT

Avec figures dans le texte

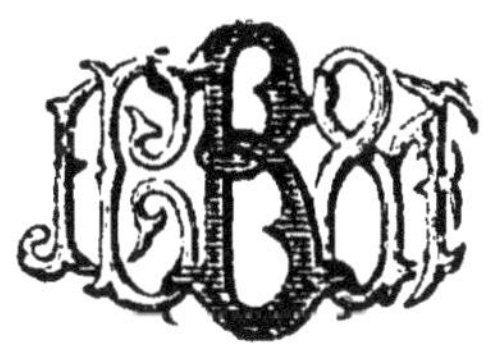

PARIS

LIBRAIRIE J.-B. BAILLIÈRE ET FILS

19, RUE HAUTEFEUILLE, PRÈS DU BOULEVARD SAINT-GERMAIN

1902

Tous droits réservés.

15

AIDE-MÉMOIRE

DE

CHIRURGIE INFANTILE

I. — GÉNÉRALITÉS

Opérations sur l'enfant. — L'enfant supportant très mal la *perte du sang*, il faut assurer l'hémostase d'une façon très parfaite.

C'est la crainte de la déplétion sanguine exagérée qui fait, par exemple, retarder l'urano-staphylorrhaphie dans les becs-de-lièvre complexes.

Autorisation d'opérer. — Un enfant avant sa majorité ne doit jamais être opéré sans *autorisation écrite des parents*. Cependant, dans les cas d'extrême urgence (trachéotomie), s'il y a contestation (et ce n'est pas très rare, à cause du chantage), les tribunaux donnent raison au chirurgien.

D'après les derniers règlements de l'Assistance publique, l'enfant intelligent et suffisamment âgé a le droit de s'opposer à l'opération qu'on lui propose, et alors même qu'elle serait accordée par les parents.

Antisepsie. — La peau délicate de l'enfant supporte mal les antiseptiques caustiques : acide phénique, sublimé, salol, etc.

L'iodoforme est au contraire bien supporté.

En règle générale, il vaut donc mieux, chez l'enfant, pratiquer l'*asepsie* que l'antisepsie.

Anesthésie. — Anesthésie générale. — *Chloroforme, éther.* — Ce sont, comme chez l'adulte, les agents ordinaires. Leur administration ne présente rien de particulier, sauf ce fait qu'il suffit de *petites doses* et qu'il ne faut pas compter sur le réflexe cornéen.

Les effets sont rapides ; il n'y a pas de période d'excitation.

Les vomissements sont rares ; les accidents sont exceptionnels.

Aussi, étant donnée l'indocilité des sujets, l'innocuité et la rapidité de l'anesthésie générale chez l'enfant, on la pratique beaucoup plus couramment que chez l'adulte.

Bromure d'éthyle. — Pour les opérations de courte durée (ablation des amygdales, grattage de végétations adénoïdes, incision d'un phlegmon, réduction d'une luxation, redressement brusque d'une difformité, etc.), il est d'autant plus indiqué qu'il permet d'opérer dans la position verticale.

Anesthésie locale. — Elle n'est guère pratiquée que chez les enfants un peu âgés, parce qu'elle n'entraîne pas l'immobilisation du sujet.

La *réfrigération* (éther et bromure d'éthyle), la

cocaïne locale s'emploient comme chez l'adulte.

La *rachi-cocaïnisation* est peu pratiquée chez l'enfant, à cause de l'indocilité des sujets.

Enfin, l'anesthésie par la *ponction du canal sacré* de Cathelin est surtout, de l'avis de l'auteur, une méthode d'anesthésie médicale et une voie d'injections médicamenteuses.

II. — PARALYSIES OBSTÉTRICALES

Paralysie faciale. — Etiologie. — Sauf des cas exceptionnels bien constatés, la paralysie succède à l'application du forceps.

Anatomie pathologique. — Dans les autopsies de cas graves qui ont été faites, on a trouvé un froissement mécanique du facial avec dégénérescence secondaire.

Symptômes. — Ils débutent vers la naissance. Ce sont ceux d'une paralysie faciale vulgaire : asymétrie faciale devenant manifeste quand l'enfant crie, lagophtalmie.

Il n'y a pas de désordres de la succion.

La luette n'a pas été trouvée déviée.

Marche. — La *guérison* se produit en quelques semaines.

La persistance de la paralysie est exceptionnelle.

Diagnostic. — Sauf le cas où elle est méconnue, et ce ne peut être qu'au début, le diagnostic de cette paralysie s'impose.

La *paralysie faciale d'origine corticale* est

exceptionnelle, est incomplète, n'atteint pas l'orbiculaire et s'accompagne d'autres troubles.

Traitement. — Dans les cas ordinaires, tout traitement est inutile.

Dans les cas persistants, l'électrisation retarde l'atrophie et hâte le rétablissement de la fonction.

Paralysies du membre supérieur. — Étiologie. — Cette paralysie est plus rare. Elle s'observe dans trois conditions :

Dans la présentation du sommet avec application du forceps; la paralysie est causée par la pression de la cuiller sur le *point d'Erb;*

Dans la présentation du sommet sans forceps, mais à la suite de tractions sur les bras;

Dans la présentation du siège et à la suite de tentatives de dégagement des bras.

Anatomie pathologique. — Ce sont des paralysies radiculaires, portant principalement sur les deux premières racines.

Pathogénie. — Ils'agit tantôt de pression directe, tantôt de tiraillement. C[illegible]py a montré que, dans la traction sur le bras, la tête éta[illegible] inclinée du côté de la traction, le plexus peut être comprimé par la clavicule contre la sixième apophyse transverse cervicale.

Symptômes. — On remarque la paralysie à ce que le bras atteint pend immobile.

La paralysie porte sur le groupe d'Erb : toujours et surtout le deltoïde, le sus et sous-épineux, les muscles antérieurs du bras et quelquefois le long-supinateur.

Dans les cas plus accentués, il peut exister une paralysie des muscles de l'avant-bras.

Enfin quelquefois c'est une paralysie totale de tout le membre.

Dans ces cas, il y a des troubles sensitifs, consistant en anesthésie et portant surtout sur l'extrémité du membre.

Marche. — Le plus souvent, la paralysie guérit, mais plus lentement que la paralysie faciale.

Il y a quelques cas de persistance de la paralysie avec atrophie.

Pronostic.— Quand la paralysie n'est pas guérie au bout d'un mois, on peut craindre qu'elle soit durable.

La réaction de dé[illegible]rescence est constante dans ce cas.

Diagnostic. — Les *autres traumatismes* (fractures, luxations) se reconnaissent à leurs signes positifs (crépitation, attitude).

La *pseudo-paralysie syphilitique* (décollement épiphysaire) n'est pas congénitale.

Traitement. — Il faut, *dans tous les cas*, recourir à l'électrisation.

III. — FRACTURES

Étiologie. — Les fractures sont très fréquentes chez l'enfant, principalement chez les *garçons*, à cause de leur turbulence.

Elles seraient encore plus fréquentes, si les os de l'enfant ne présentaient une certaine *élasticité;* celle-ci explique certaines particularités de ces fractures (fréquence des fractures sous-périostées, des fractures en bois vert).

Leur *siège* est des plus variables : les plus fréquentes sont celles de la clavicule, de l'avant-bras, du coude, de l'extrémité inférieure du radius, de la cuisse, de la jambe.

Symptômes. — *Début.* — Il est quelquefois extrêmement difficile de faire avouer qu'au début il y a eu un traumatisme, soit que les enfants veuillent cacher une faute, soit que la fracture passe inaperçue des parents. Cette considération est importante quand on se trouve en présence d'une tuméfaction osseuse de nature douteuse.

Etat. — Ce sont les symptômes classiques des fractures : impotence, douleur spontanée, douleur provoquée, douleur limitée à la pression, déformation, mobilité anormale, crépitation, et plus tardivement œdème.

Mais il existe des *formes* de fracture très fréquentes, qui donnent lieu à une symptomatologie spéciale, qui pourrait dérouter.

Fracture sous-périostée (clavicule, jambe) avec impotence très relative, peu de déformation, etc.

Fracture en bois-vert (principalement à l'avant bras), caractérisée par l'incurvation à concavité anté rieure sans mobilité anormale évidente.

Marche. — La marche est plus rapide que chez

l'adulte, et la guérison se produit en quelques semaines.

Il est important de savoir qu'au début il peut se produire une *ascension thermique* passagère, qui, jointe au gonflement, pourrait faire penser à l'ostéomyélite.

TERMINAISONS. — La *guérison* est la règle. On a noté des *pseudarthroses*, sans importance à la clavicule, très graves de conséquences à la cuisse.

PRONOSTIC. — Il est donc en général tout à fait bénin, plus encore que chez l'adulte.

DIAGNOSTIC. — Le diagnostic s'appuie sur la notion de traumatisme, qui manque souvent, et sur les signes rationnels. Quand ceux-ci sont incomplets, il peut se produire de nombreuses erreurs.

L'*ostéomyélite* peut prêter à confusion, car les parents la rapportent toujours à un traumatisme. L'élévation de température avec état saburral et facies d'infection, le siège d'élection devront entraîner le diagnostic avant l'apparition de l'œdème phlegmoneux, qu'il est périlleux d'attendre.

La *gomme syphilitique* (clavicule, tibia), l'*ostéomyélite chronique d'emblée* (fémur) ressemblent à des fractures à traumatisme initial méconnu, ou inversement. La radiographie peut rendre de grands services dans ces cas.

TRAITEMENT. — Identique à celui de l'adulte avec les restrictions suivantes :

Les appareils plâtrés doivent être surveillés de très près, car les œdèmes et les gangrènes par compression ne sont pas exceptionnels, et, d'autre part, il se produit quelquefois des points limités de sphacèle cutané, quand on n'a pas pris soin d'interposer une feuille d'ouate entre l'appareil et un point osseux saillant.

L'immobilisation doit être moins prolongée que chez l'adulte.

IV. — DISJONCTION ÉPIPHYSAIRE

Division. — Il existe des *disjonctions pathologiques*, liées à des inflammations de voisinage; les deux plus fréquentes sont la disjonction de l'ostéomyélite et celle de la syphilis des nouveau-nés (pseudo-paralysie syphilitique de Parrot).

La disjonction peut être *traumatique;* c'est ce dernier cas que nous considérerons.

Étiologie. — Cet accident ne peut se produire qu'à un *âge peu avancé*, avant la 12e année.

Elles succèdent souvent à des traumatismes importants, ce qui explique la fréquence d'autres lésions simultanées.

Anatomie pathologique. — Les épiphyses le plus souvent atteintes sont celles des membres supérieurs (2/3 des cas).

La caractéristique anatomique est l'absence de particules osseuses sur l'un des fragments au moins; aussi beaucoup de cas publiés ont-ils trait à des fractures épiphysaires.

Symptômes. — Ce sont ceux des fractures para-articulaires : impotence, déformation, gonflement.

La mobilité anormale est un symptôme, qui est difficilement perçu. Le principal caractère est une *crépitation spéciale*, amidonnée, résultant du frottement des deux surfaces cartilagineuses.

MARCHE ET PRONOSTIC. — C'est un traumatisme plus grave qu'une fracture pour deux raisons : 1° la consolidation est plus lente ; 2° il se produit quelquefois des troubles de développement dans l'os atteint, aboutissant à des raccourcissements de quelques centimètres.

DIAGNOSTIC. — Toujours difficile ; s'appuie sur le siège épiphysaire du traumatisme et sur la crépitation spéciale.

Néanmoins celle-ci peut appartenir à des *fractures de l'épiphyse*, et à l'*arthrite* consécutive aux traumatismes para-articulaires.

Les *luxations* peuvent se reconnaître à la difficulté de la réduction, et au caractère définitif de celle-ci, caractères opposés à ceux des décollements et des fractures épiphysaires.

TRAITEMENT. — Immobiliser pendant les premiers jours, et faire du massage précoce.

V. -- OSTÉOMYÉLITE

ÉTIOLOGIE. — L'ostéomyélite présente deux maxima de fréquence suivant l'*âge* : — 1° au moment de la naissance, où elle s'explique par les infections qui atteignent si souvent le nouveau-né débilité ou issu d'une mère atteinte d'infection génitale ; — 2° entre 8 et 12 ans, au moment de la croissance la plus active. Les faits de cette dernière catégorie sont de beaucoup les plus fréquents.

Causes prédisposantes. — L'affection atteint de préférence les garçons, — plus exposés que les filles aux *traumatismes.* Il existe des recrudescences manifestes au printemps et en automne.

Cause déterminante. — C'est l'*infection*, dont la porte d'entrée est ordinairement tellement banale qu'elle passe inaperçue : impétigo, végétations adénoïdes.

Cette considération est surtout théorique ; c'est une étape nécessaire de l'état de septicémie, qu'on est obligé de concevoir, pour expliquer l'infection d'un organe isolé de l'extérieur comme le cartilage épiphysaire.

Anatomie pathologique. — L'*organe initialement atteint* est le bulbe de l'os (Lannelongue), c'est-à-dire l'union du cartilage épiphysaire et de la diaphyse.

On conçoit facilement que l'inflammation aura plus de tendance à envahir la diaphyse, alors que l'ostéite tuberculeuse, développée du côté articulaire du cartilage, aura plus de tendance à envahir l'articulation. Nous verrons que cette règle n'est pas absolue.

Période d'ostéite. — C'est une *pan-ostéite* atteignant la moelle, le périoste et l'os lui-même simultanément. C'est ce qu'explique la structure de l'os, qui baigne en quelque sorte dans un bain de moelle. Cette considération est d'une haute utilité pratique, car elle conduit à éviter la simple incision, toujours insuffisante, d'un abcès périostique, mais à pratiquer méthodiquement la trépanation.

Au microscope : vaso-dilatation, infiltration leucocytaire à maximum périvasculaire ; processus très actif d'ostéite raréfiante.

Période d'élimination. — Après la période de phénomènes aigus, des nécroses se sont produites ; le travail ultérieur consiste dans la séparation des *séquestres*, dans leur mobilisation et dans leur élimination.

Bactériologie. — Pasteur le premier reconnut l'origine microbienne de l'ostéomyélite, et l'appela *furoncle des os*.

Depuis, les recherches systématiques ont montré que l'ostéomyélite est due ordinairement au *staphylocoque doré ;* dans quelques cas, au staphylocoque blanc, au streptocoque, au pneumocoque, au bacille d'Eberth, à des associations microbiennes.

Pathogénie. — On explique l'apparition de l'ostéomyélite par la sur-activité de l'*accroissement osseux* à une certaine période de la vie, et par l'*infection d'origine sanguine.* Jamais une lésion locale d'un membre ne donnerait naissance directement à l'ostéomyélite typique, car le courant lymphatique va toujours de la profondeur à la surface et l'infection d'un os ne peut se produire que par voie sanguine.

SYMPTÔMES. — Le *siège* de l'ostéomyélite est ordinairement l'*épiphyse supérieure du tibia*, puis l'épiphyse inférieure du fémur, qui sont les deux épiphyses les plus fertiles de tout l'organisme. Quelquefois c'est à la hanche, au coude, à la crête iliaque, à la colonne vertébrale.

DÉBUT. — Le début peut être lent, ou tout au moins annoncé par des poussées discontinues (voir plus bas aux formes, *fièvre de croissance*). Ordinairement l'ostéomyélite *débute très brusquement* par des signes locaux avec retentissement important sur l'état général.

Un membre est atteint de *douleurs* violentes, continues, avec exacerbations paroxystiques. Il en résulte une impotence absolue.

L'exploration à ce niveau détermine une douleur violente, locale et provoquée à distance (*douleur de fracture sans fracture*). Cependant, la peau est normale ou à peine rosée. La palpation permet de reconnaître des signes très légers : *empâtement* profond au voisinage de l'os; retentissement sur l'articulation voisine, se traduisant par une hydarthrose inconstante.

Un bon signe de début, qui devance les signes évidents de la suppuration, qu'on ne doit jamais attendre, c'est la *turgescence veineuse* sur une grande étendue du membre atteint.

Les *symptômes généraux* sont intenses: ils peuvent rappeler ceux d'une pneumonie ; frissons, agitation, délire, convulsions ; — ou ceux d'une fièvre typhoïde : état adynamique, langue sèche, etc. La température oscille autour de 39° et 40°.

ÉTAT. — C'est la période de *suppuration*, se traduisant par la formation d'un abcès : œdème, rougeur, douleurs lancinantes, fluctuation.

Quand l'épiphyse est profonde, les signes sont frustes et tardifs ; on recherche alors la fluctuation en entourant circulairement le membre avec les deux mains placées à des hauteurs différentes, et en cherchant à renvoyer le pus de l'une à l'autre.

A cette période, la température est plus rémittente, mais l'état général peut être encore très profondément atteint. Tous ces phénomènes s'amendent, mais incomplètement, par l'issue naturelle du pus.

Le *pus* est phlegmoneux, verdâtre, bien lié ; il renferme fréquemment des gouttelettes graisseuses, qui en indiquent l'origine osseuse.

MARCHE. — Cet abcès spontanément ouvert peut, après quelques semaines de suppuration, *se refermer* définitivement ; mais cette heureuse et rapide terminaison n'appartient guère qu'aux foyers qui ont été largement ouverts et drainés.

Même dans ce dernier cas, on assiste fréquemment à la formation de *sequestres* déterminant des suppurations interminables : des abcès secondaires se forment, quelquefois à distance, d'allure beaucoup plus froide que le premier abcès. Il en résulte la formation de *fistules* multiples, dont l'exploration au stylet conduit sur des surfaces osseuses dénudées, quelquefois sur des pièces mobilisables. Quelquefois ces sequestres s'éliminent spontanément ; mais le plus souvent, si une intervention n'en délivre pas l'enfant, la suppuration s'éternise, le sujet peut succomber avec de la dégénérescence amyloïde des viscères.

Enfin, chez les sujets dont les fistules sont refermées, et même après des opérations complètes, peuvent survenir des poussées aiguës ultérieures avec formation de nouveaux abcès (*ostéomyélite prolongée*). Ces accidents peuvent revêtir la même symptomatologie que la poussée primitive. Dans d'autres cas, il se forme un *abcès intra-osseux*, caractérisé seulement par des douleurs violentes, tenaces, à exagération vespérale, par de l'hyperostose ; cet abcès peut durer plusieurs années sans avoir tendance à s'ouvrir.

Terminaisons. — Nous avons donc envisagé successivement la *guérison* spontanée après suppuration, la *persistance* indéfinie de la suppuration, la guérison après formation de sequestres.

Nous verrons plus loin que l'ostéomyélite peut s'accompagner de complications entraînant la *mort*.

La *résolution* sans suppuration constitue une forme spéciale (*fièvre de croissance*).

Complications générales. — La mort par *septicémie* peut survenir au cours de l'ostéomyélite ; elle appartient plutôt aux cas dans lesquels l'intervention a été trop tardive ou incomplète.

Néanmoins, dans tous les cas, peuvent se produire des *suppurations à distance :* endocardite ulcéreuse, péricardite et pleurésie purulentes. Ces faits sont rares, on peut y rattacher les *ostéomyélites à foyers multiples*, soit simultanés, soit successifs.

COMPLICATIONS LOCALES. — **Pyarthrose**. — Elle se rencontre au niveau de cartilages épiphysaires intra-articulaires (coude, par exemple). A part le gonflement articulaire, les symptômes locaux peuvent être atténués, et les symptômes généraux peuvent être mis sur le compte de l'ostéomyélite concomitante. On comprend la gravité de cette complication, qui peut amener l'ankylose définitive de l'articulation.

Décollement épiphysaire. — Il a pour conséquence des troubles notables dans l'accroissement du membre.

Ostéite bipolaire d'Ollier. — Elle résulte de la propagation du pus à travers le canal médullaire jusqu'à l'autre épiphyse de l'os.

Fractures spontanées. — Elles sont d'une consolidation difficile, et facilitent la formation de séquestres en troublant la nutrition de tout le membre.

Déformations définitives du membre. — Ordinairement, raccourcissement par arrêt de développement. Quelquefois allongement, déviation de l'axe telle que génu-valgum.

FORMES. — **Ostéomyélite du nourrisson** — Elle se produit ordinairement chez des nouveau-nés dont la mère est atteinte de streptococcie. Les foyers siègent indifféremment aux membres supérieurs ou aux membres inférieurs, puisque les enfants ne marchent pas. Le retentissement articulaire est encore plus fréquent que dans la forme de l'adolescent. Le pronostic immédiat est plus grave ; mais, au contraire, si l'enfant résiste, la terminaison est bénigne : les fistules, le raccourcissement et l'ankylose sont exceptionnels.

Ostéomyélite non suppurative : fièvre de croissance. — Souvent, après une maladie grave, ayant nécessité un long séjour au lit, survient un accroissement insolite de la taille, qui peut déterminer la formation de vergetures. C'est dans des circonstances analogues que se produit la fièvre de croissance : douleurs dans les tibias à prédominance épiphysaire, douleurs dans les autres membres; élévation de la température survenant tantôt par accès isolés, tantôt suivant un type continu ou rémittent; amaigrissement rendu plus manifeste par l'accroissement de la taille.

Ostéomyélite chronique d'emblée. — Caractérisée par le début insidieux : douleur sourde, atténuée par le repos au lit. Puis surviennent des signes physiques évidents : tuméfaction osseuse, beaucoup plus diffuse et plus diaphysaire que dans l'ostéomyélite aiguë.

Ici la suppuration est inconstante et la guérison peut survenir spontanément.

Périostite albumineuse. — Après un début analogue à celui de l'ostéomyélite phlegmoneuse, il se forme une collection fluctuante spéciale, dont on reconnaît la nature seulement à l'incision : liquide filant comme de la synovie, de quantité variable. La guérison est rapide.

Cette forme paraît résulter de l'infection par un microbe à virulence atténuée.

Pronostic. — Le pronostic est donc extrêmement variable suivant les formes; mais, même dans les cas bien traités, l'ostéomyélite reste une affection grave, à cause de la longueur de la suppuration, à cause aussi des cicatrices qu'elle laisse et des poussées ultérieures possibles.

Diagnostic. — Le plus souvent, il n'est difficile qu'en raison de la précocité avec laquelle il doit être posé.

Lorsque surviennent des phénomènes douloureux et fébriles au cours de la croissance, on doit songer à l'ostéomyélite et explorer les épiphyses.

Période aiguë. — Les *symptômes locaux* empêchent de la confondre avec une fièvre éruptive au début, une fièvre typhoïde.

La *lymphangite* a un retentissement ganglionnaire, n'a pas de point douloureux osseux, ni de dilatations veineuses précoces.

L'*ostéite tuberculeuse*, la *gomme syphilitique*, ont rarement un début aussi brusque.

Le *rhumatisme articulaire aigu*, qui est pauci-articulaire chez l'enfant, donne des signes plus nettement articulaires, n'a pas de points épiphysaires aussi nets ; enfin, il est ordinairement symétrique.

La *pseudo-paralysie syphilitique* de Parrot détermine des disjonctions épiphysaires précoces; elle atteint plusieurs extrémités osseuses.

La *fracture*, dont la cause déterminante est souvent niée par l'enfant, et qui pourrait s'accompagner d'élévation de la température, se distingue par la bénignité des symptômes généraux et par la constatation des signes positifs de fracture.

Période de fistules. — L'*ostéite tuberculeuse* a un pus séreux, des orifices violacés avec productions exubérantes. L'exploration au stylet conduit sur un os plus friable, donnant des sequestres parcellaires. Enfin, la multiplicité des foyers est plutôt en faveur de la tuberculose.

Certaines ostéomyélites à bacille d'Eberth présentent un début insidieux analogue; l'examen bactériologique peut seul assurer le diagnostic.

Cas subaigu d'emblée. — L'*ostéo-sarcome* central peut s'accompagner d'élévation de la température; mais, dans ce cas, la tuméfaction est au début plus limitée, la marche est beaucoup plus rapide et ne laisse pas longtemps place au doute.

Traitement. — **Forme aiguë.** — Sitôt que le diagnostic est porté, il faut intervenir sans remettre au lendemain.

Incision large; trépanation osseuse jusqu'au canal médullaire compris; on ne s'arrête que quand on ne trouve plus d'inflammation notable. Aussi, dans le cas d'ostéite bipolaire, évide-t-on le canal médullaire sur toute sa longueur.

L'hémorragie est arrêtée par tamponnement.

Sequestres. — Quand la présence d'un sequestre est prouvée ou seulement rendue probable par le manque d'amélioration, ouvrir largement, libérer le sequestre et enlever les portions d'os friables.

Le *traitement général* est l'adjuvant nécessaire de toute intervention chirurgicale.

VI. — OSTÉITE TUBERCULEUSE

Étiologie. — *Fréquence.* — Les localisations osseuses sont, chez l'enfant, de beaucoup les plus fréquentes de toutes les manifestations tuberculeuses.

Causes prédisposantes. — Ce sont celles de la tuberculose en général (1).

Rappelons seulement l'influence prépondérante de l'hérédité.

Causes déterminantes. — Ce sont elles qui expliquent la fréquence particulière de cette localisation.

Le *traumatisme*, souvent invoqué, ne suffit pas, mais on comprend que la tuberculose atteigne facilement des organes, qui, comme les os, supportent intégralement les actions traumatisantes.

Le *travail juxta-épiphysaire*, qui aboutit à l'accroissement de l'os en longueur, et l'activité périostique, qui aboutit au développement de l'os en

(1) Lefert, *Aide-mémoire de médecine infantile*, art. *Tuberculose*.

épaisseur, sont, pendant la période de croissance, des processus d'une activité particulière. Or, conformément à une loi générale, ce sont les organes surmenés qu sont de préférence lésés par les infections.

Anatomie pathologique. — Os atteints. — Par ordre de fréquence : colonne vertébrale, os des membres, pieds, phalanges.

Plusieurs os sont souvent atteints simultanément ou successivement.

Siège. — Principalement partie du cartilage de conjugaison voisine de l'épiphyse ; au contraire, l'ostéomyélite siège dans la portion du cartilage voisine de la diaphyse. Le foyer tuberculeux n'est donc isolé des articulations que par une couche de tissu épiphysaire, qui devient facilement la proie de la néoplasie bacillaire.

Un degré de plus, l'étape articulaire est atteinte et l'on a la *tumeur blanche* (1).

Lésions élémentaires. — Au début, c'est une *médullite tuberculeuse* sans granulations tuberculeuses, et qu traduit la réaction de la partie vivante de l'os à l'infection bacillaire.

Puis, et très rapidement, apparaissent les *granulations tuberculeuses* avec leurs cellules géantes entourées de cellules épithélioïdes. Ces granulations oblitèrent les vaisseaux et déterminent ainsi des nécroses.

(1) Voir *Tumeur blanche*.

Dès ce moment, survient une phase de réaction du tissu osseux, avec un mélange en proportions variables d'ostéite raréfiante et d'ostéite condensante.

Le résultat de tous ces processus (oblitérations vasculaires, ostéite raréfiante, et même ostéite condensante, qui quelquefois dépasse le but) est la formation de *sequestres :*

Sequestres parcellaires, résultant de la fonte progressive du tissu spongieux et dépourvus de cellules adipeuses (Cornil et Ranvier).

Sequestres d'ostéite d'Ollier, isolés mécaniquement par la fonte ou la nécrose des parties qui les entouraient primitivement.

Enfin à la limite des parties atteintes se forme une barrière réactionnelle, dans laquelle les tubercules sont peu à peu étouffés par le tissu fibreux.

FORMES ANATOMIQUES. — Elles résultent de la combinaison en proportions variables des processus pathologiques ci-dessus décrits.

Tubercule enkysté. — Sa marche lente ne permet aux granulations tuberculeuses d'envahir le tissu osseux qu'après une réaction préalable d'ostéite raréfiante. Le résultat est une caverne tapissée d'une membrane pyogénique, derrière laquelle existe une zone d'ostéite condensante.

Infiltration tuberculeuse. — Ostéite dont la marche est tellement rapide que le tissu osseux est frappé de tuberculose sans avoir le temps de réagir, ni de modifier sa charpente calcaire.

Le résultat est d'abord une *infiltration purifor-*

me d'une portion de l'os, puis la formation de séquestres parcellaires. Cette forme est plus grave et plus envahissante que la précédente : c'est une sorte de néoplasme, qui peut amener la destruction de la totalité de la partie spongieuse d'un os. C'est aussi la forme la plus fréquente chez l'enfant.

Symptômes. — Début. — Il est insidieux le plus souvent. Les signes fonctionnels (douleur, impotence) sont assez peu marqués pour que le premier symptôme soit la tuméfaction.

On constate un gonflement dur, se continuant insensiblement avec l'os sain. Lorsqu'on presse sur la tumeur, on détermine une douleur localisée et quelquefois des irradiations.

Dans certains cas, principalement aux membres inférieurs, il existe de la douleur spontanée, de l'atrophie musculaire, des adénites qui attirent l'attention.

Mais au contraire dans d'autres cas (par exemple mal de Pott), le siège profond de la partie atteinte ou la difficulté que l'on éprouve à l'explorer font que le diagnostic est tardif et que le premier symptôme est l'abcès ossifluent.

État. — C'est la période d'*abcès ossifluant*. Celui-ci a tous les caractères de l'abcès froid : fluctuation, sans douleur, ni rougeur ; réductibilité, si le foyer osseux est éloigné.

Très lentement, la peau s'ulcère, du pus s'écoule : pus séreux, mal lié, avec grumeaux et quelquefois particules osseuses.

L'examen bactériologique sur lamelle ne décèle qu'exceptionnellement le bacille de Koch ; l'inoculation au cobaye est la seule méthode qui permette de reconnaître la spécificité de ce pus.

Finalement l'abcès ossifluent donne lieu à la production d'une *fistule*, qui présente des caractères assez particuliers. L'orifice est violacé ; la forme en est irrégulière, entourée de petits bourgeons grisâtres et mal nourris, en « cul-de-poule ». En explorant le trajet avec un stylet, on le trouve tortueux, irrégulier, épaissi de callosités ; quand ce trajet est suffisamment rectiligne, ou quand on a su donner au stylet la forme appropriée, on arrive sur une surface osseuse, donnant un choc perceptible à distance. Mais le stylet ne rencontre pas un plan très résistant et, en insistant, on détermine de petites fractures des sequestres lamellaires donnant une sensation analogue à celle que donnerait du sucre mouillé.

DURÉE. — Elle est très longue et peut se compter par mois et par années.

TERMINAISONS. — La *guérison* se traduit par l'oblitération de la fistule ; le stylet arrive dans ces cas sur une surface dure, ne s'effritant plus.

La cicatrice reste longtemps de couleur violette ; elle est déprimée et elle adhère aux plans osseux profonds.

La *persistance indéfinie* peut être due à plusieurs causes : tantôt formation de sequestres volumineux enkystés dans l'os de nouvelle formation, et dont le diagnostic doit être fait, puisqu'on peut alors en débarrasser le malade par une intervention; cette forme est rare chez l'enfant. Tantôt marche envahissante, la tuberculose évoluant comme un néoplasme; tantôt cachexie spéciale, liée à la mauvaise qualité du terrain, aux conditions hygiéniques défectueuses, aux infections secondaires; les viscères (foie, rein, rate) entrent en dégénérescence amyloïde.

Formes. — Nous avons vu la forme commune, caractérisée par la lenteur de son évolution.

Forme aiguë. — A caractères d'abcès chaud, quoique moins inflammatoire que l'ostéomyélite.

Le diagnostic de cette forme se fait par l'examen bactériologique et par la lenteur de la cicatrisation.

Forme articulaire. — Voir *Tumeur blanche.*

Périostite non suppurative. — Très difficile à distinguer des productions syphilitiques, des exostoses de croissance.

Spina ventosa. — C'est une forme diaphysaire, qui atteint le cubitus, le tibia, mais beaucoup plus souvent les métacarpiens, les phalanges et les phalangines. La tuméfaction est, au début, le seul symptôme; les doigts atteints ont la forme de radis. Puis se produisent des abcès et des fistules; jamais de séquestres étendus. Le spina ventosa, étant une tuberculose diaphysaire, tend à envahir les articulations qui ne sont pas protégées par une épiphyse; c'est dire que celui du premier métacarpien peut donner lieu à une tumeur blanche du poignet (Ménard).

Pronostic. — Il dépend du siège superficiel ou

fond, de l'impotence qui doit résulter de la lésion. Mais avant tout il dépend de l'état général et des conditions hygiéniques.

L'ouverture des abcès aggrave le pronostic, car elle rend possible les infections secondaires.

Diagnostic. — Il est en général très facile.

Les *gommes syphilitiques* sont plus douloureuses, suppurent rarement, obéissent au traitement.

L'*ostéo-sarcome* a une marche plus rapide.

L'*ostéomyélite aiguë* se reconnaît à la fièvre, et aux caractères inflammatoires.

L'*ostéomyélite prolongée* a été précédée d'une phase aiguë; le siège au niveau du tibia ou du fémur est un élément de diagnostic. Enfin, il est exceptionnel de constater, comme pour la tuberculose osseuse, des sièges multiples et des localisations ultérieures dans d'autres os.

Traitement. — *Traitement général.* — C'est de beaucoup le plus important : huile de foie de morue, cure saline au bord de la mer, etc.

Traitement local. — Au début, applications dites résolutives, dont le principal avantage est la protection de la partie atteinte. Immobiliser le membre dans un appareil plâtré.

Quand il y a abcès, ne l'ouvrir que si on a la main forcée (rougeur de la peau). Sinon ponctions et injections modificatrices (éther iodoformé, naphtol camphré, etc.).

Quand il y a fistule persistante, sequestres : curettage, attouchement au chlorure de zinc.

VII. — TUMEUR BLANCHE

Définition. — C'est l'ostéo-arthrite tuberculeuse, avec productions spéciales : les fongosités et formation accidentelle d'abcès.

Étiologie. — C'est celle de la tuberculose osseuse ; dans le cas particulier, les articulations le plus fréquemment atteintes sont la hanche, le genou, le cou-de-pied, le coude, le poignet.

Anatomie pathologique. — La granulie avec lésions articulaires multiples, l'hydarthrose simple en apparence et reconnue tuberculeuse par l'inoculation au cobaye sont des tuberculoses articulaires qui ne peuvent porter le nom de tumeur blanche.

La tuberculose synoviale d'emblée est d'une extrême rareté chez l'enfant : toutes les tumeurs blanches sont des *ostéo-arthrites*. Cependant, pour Kœnig, pour Ollier et ses élèves, cette assertion serait trop absolue.

Quoi qu'il en soit, il y a une première période d'*ostéïte épiphysaire ;* le foyer initial est à l'union de l'épiphyse et du cartilage de croissance. Le cartilage articulaire est sain.

Puis survient une période d'*ulcération du cartilage.* Autrefois, on admettait que cette lésion était due à l'envahissement simple par le processus tuberculeux.

Aujourd'hui, avec Lannelongue, on fait jouer un rôle important, sinon prépondérant, à la contracture musculaire réflexe, qui détermine une *ulcération compressive*, laquelle trace le chemin à l'infection tuberculeuse.

Enfin survient la période d'*arthrite*, caractérisée par la présence des *fongosités*.

Lorsqu'on ouvre une tumeur blanche arrivée à cette période, on trouve au centre une masse molle, tremblotante, de couleur variant du jaune clair au rouge foncé.

Histologiquement, ces fongosités sont les unes tuberculeuses avec follicules et cellules géantes, les autres seulement inflammatoires.

Les *cartilages* articulaires présentent des ulcérations multiples.

Les *parties périarticulaires* sont atteintes : état lardacé, tuméfactions et même suppurations ganglionnaires, développement du réseau veineux, rétrécissement du calibre des artères, myosite scléreuse ou tuberculeuse (Lejars).

La *diaphyse des os* voisins peut être atteinte de médullite tuberculeuse, qui, après une amputation, éterniserait la suppuration.

SYMPTÔMES. — DÉBUT. — Il est brusque ou lent.

Le symptôme d'alarme est la *douleur*, qui détermine une impotence du membre ; la douleur peut être intermittente et elle cède ordinairement à l'immobilisation rigoureuse.

A l'examen, on trouve alors : de l'atrophie musculaire, des adénites de voisinage, une attitude spéciale commandée par la contracture de certains groupes musculaires.

On réveille la douleur de trois manières différentes : en modifiant l'attitude, en rapprochant les surfaces articulaires par une percussion à distance, en explorant les épiphyses péri-articulaires.

A cette période d'ostéite, l'articulation est indemne ou présente des poussées d'arthrite, qui peuvent entrer en résolution complète.

Période de fongosités. — Le membre est atrophié. L'articulation est tuméfiée, remplie par une masse, qui donne, non pas une sensation de fluctuation, mais une sensation de mollesse pâteuse spéciale aux fongosités.

Il reste à explorer les parties osseuses voisines, dont l'atrophie témoigne de la souffrance de leur nutrition, ou dont la tuméfaction démontre l'envahissement tuberculeux.

Période de fistules. — Puis surviennent inconstamment, mais très fréquemment, des *abcès froids* suivis de fistules. Les uns sont articulaires, les autres péri-articulaires. Les premiers se reconnaissent à l'exploration du trajet fistuleux à l'aide du stylet.

Des *attitudes vicieuses* se produisent sous l'influence de la contracture musculaire et des déformations osseuses persistantes (ulcérations, atrophie, fractures, exostoses). Le résultat peut être la production de *luxations pathologiques*.

Marche. — C'est celle que nous avons indiquée : la période des attitudes vicieuses et des fistules peut manquer.

L'*état général* est des plus variables. La *fièvre* peut exister à toutes les périodes; ordinairement, elle survient au début, pendant les périodes aiguës, douloureuses, de médullite tuberculeuse, où elle se montre par poussées. A la période d'état, elle est plus rare ; mais elle reparaît souvent avec la formation des fistules, en prenant les caractères de la fièvre hectique des infections secondaires.

TERMINAISONS. — La *mort* peut survenir par fièvre hectique, par tuberculose secondaire : c'est la *méningite tuberculeuse*, qui est la plus fréquente de ces complications.

La *guérison quoad vitam* se produit fréquemment, mais le sujet reste prédisposé à la tuberculose, et le plus souvent atteint d'une infirmité grave.

La *guérison complète* est en effet exceptionnelle.

L'*ankylose incomplète* peut se produire ; elle est dangereuse, car sous l'influence d'une entorse, fréquente dans ces membres atteints d'atrophie musculaire, le processus tuberculeux peut se réchauffer.

L'*ankylose complète*, rarement osseuse, ordinairement fibreuse, est la terminaison la plus enviable, à la condition qu'elle se fasse en bonne position. Dans le cas contraire, on peut y remédier prudemment. Les articulations voisines acquièrent un surcroît de mobilité, qui diminue sensiblement l'impotence première.

PRONOSTIC. — Il est grave, non seulement pour la fonction, mais aussi pour la vie du malade.

L'état général, la marche locale des lésions sont les deux éléments principaux.

Dès qu'elle est ouverte, l'arthrite devient infiniment plus grave (infections secondaires, difficultés du traitement immobilisateur, etc.).

Diagnostic. — Il s'appuie sur la chronicité de l'affection, sur la formation des fongosités.

L'*hydarthrose* est fluctuante, ne s'accompagne pas de points osseux douloureux. Se défier des hydarthroses, qui peuvent être prémonitoires d'arthrites tuberculeuses.

Le *rhumatisme chronique* (voir *Mal sous-occipital*) a été précédé de phénomènes aigus et d'arthrites multiples.

La *syphilis* tertiaire articulaire est indolente, péri-articulaire et retentit peu sur l'articulation.

Le *sarcome péri-articulaire* a une marche beaucoup plus rapide; la douleur ne cède pas à l'immobilisation; la tuméfaction est plus diffuse, l'adénite est tardive.

L'*ostéomyélite prolongée juxta-articulaire* (principalement au genou ou à la hanche) peut prêter à confusion. Les sequestres sont plus volumineux, les productions fongueuses manquent.

Traitement. — *Traitement général.* — Comme pour les autres tuberculoses osseuses, il est une des bases nécessaires de la guérison, par les toniques et la bonne hygiène.

Traitement local. — Il varie avec le siège de l'articulation, mais surtout avec la période de la maladie. En règle générale, le traitement que préconisent actuellement la plupart des chirurgiens est *conservateur*, et il l'est beaucoup plus chez l'enfant que chez l'adulte.

a) Cas de tumeur blanche au début avec attitude vicieuse facilement réductible, sans abcès. — Il faut sans aucune exception pratiquer l'*immobilisation* de l'articulation, soit par un appareil à *extension continue*, soit par un appareil plâtré.

En même temps, légère *révulsion :* teinture d'iode, pointes de feu superficielles.

b) Cas de tumeur blanche avec abcès collectés, mais non ouverts. — *Ponction et injections modificatrices* de naphtol camphré, d'huile ou d'éther iodoformés, de chlorure de zinc à la limite des lésions (méthode sclérogène de Lannelongue).

c) Cas avec fistules multiples. — Essayer d'abord les injections modificatrices, et si, au bout de quelques mois, elles ne donnent pas de résultat recourir à l'*arthrectomie* (incision, ablation des fongosités à la curette, et attouchements au chlorure de zinc).

Si l'amélioration ne suit pas une marche assez rapide, pratiquer des *résections atypiques,* c'est-à dire des évidements osseux sous-périostés, en enlevant non pas toutes les parties malades, mais seulement les parties qui ne peuvent redevenir saines (Ollier).

d) Cas d'*ankylose* en mauvaise position. — Pratiquer successivement l'extension continue, le redressement brusque, la résection typique.

VIII. — EXOSTOSES OSTÉOGÉNIQUES

Ce sont des exostoses qui sont en rapport avec les cartilages épiphysaires et qui se développent pendant la période de croissance.

Étiologie. — *L'âge* est celui de la croissance, 10 à 20 ans; une fois formée, la tumeur ne s'accroît plus, mais persiste indéfiniment.

Le *sexe* le plus fréquemment atteint est le sexe masculin.

L'hérédité similaire est fréquemment notée; les antécédents familiaux mentionnent souvent la syphilis, l'ostéomyélite, la tuberculose.

Le *rachitisme* a été incriminé, mais n'est certainement pas constant; il ne faut pas confondre les exostoses ostéogéniques avec les tuméfactions épiphysaires diffuses du rachitisme.

Anatomie pathologique. — *Origine.* — On n'admet plus actuellement ni l'origine périostique, ni l'origine diarthrodiale (cartilage articulaire); certains cas, qui paraissent dus à ce dernier mécanisme, sont rattachés à des points aberrants ou intra-articulaires normaux du cartilage épiphysaire. C'est le cartilage conjugal qui donne naissance à l'exostose.

Structure. — Comme une épiphyse de tissu spongieux; les canaux de Havers sont dirigés parallèlement à l'axe (contrairement à ceux des exostoses inflammatoires). La présence de tissu compact indique une tumeur greffée (Ostéome de Poncet).

Dans les cas anciens, il y a souvent un canal médullaire communiquant avec celui de la diaphyse.

Autour de la tumeur, tassement des tissus, bourses séreuses supplémentaires; exceptionnellement, lésions artérielles ou nerveuses.

PATHOGÉNIE. — Elle est encore très obscure.

a) Désorientation de l'activité du cartilage épiphysaire consécutive au rachitisme (Lannelongue, etc.).

Mais le rachitisme n'est pas constant.

b) Ostéite localisée d'origine toxi-infectieuse.

c) Tumeur organoïde, véritable néoplasme.

d) Malformation congénitale, qu'expliquerait l'hétérotopie (inclusion d'un fragment de cartilage épiphysaire), ou une disposition ancestrale (Testut).

SYMPTÔMES. — Le *siège* des exostoses est des plus variables; par ordre de fréquence, on a : le fémur, le tibia, le coude, les autres os longs, la colonne vertébrale, la face, le crâne.

Le *nombre* varie de 1 à 100; en règle générale, il est commun d'en rencontrer plusieurs sur le même sujet.

Le *volume* est ordinairement celui d'une noix, mais peut dépasser de beaucoup cette limite.

La *forme* est d'ailleurs très irrégulière ; certaines exostoses sont arrondies et sessiles, d'autres allongées, pédiculées et attirées dans des directions diverses par les masses musculaires voisines.

La surface est rugueuse et séparée de la peau par des bourses séreuses supplémentaires.

Les *signes fonctionnels* sont, en général, nuls; quelquefois cependant elles s'accompagnent de douleurs dues à des compressions de filets nerveux osseux.

Dans certains cas, les exostoses deviennent gênantes par leur siège même : exostoses péri-articulaires, limitant les mouvements; — exostose intra-crânienne, évoluant comme une tumeur cérébrale; — exostose de la clavicule, du fémur, comprimant ou ulcérant des troncs artériels ou nerveux; — exostose du bassin, gênant l'accouchement. Tous ces cas sont exceptionnels.

Quelquefois enfin la séreuse qui recouvre l'exostose est atteinte d'hygroma.

Marche. — La marche est très lente, et, à part la déformation, l'exostose passe inaperçue jusqu'au jour où elle détermine un accident.

Traitement. — Toute exostose gênante devra être enlevée. On ne craint plus maintenant d'extirper des exostoses simplement gênantes au point de vue esthétique. L'opération était redoutée autrefois à cause de la communication des séreuses avec les articulations et à cause de la continuité des canaux médullaires de l'exostose et de la diaphyse.

Quand une exostose est douloureuse, il faut creuser en cupule son point d'implantation.

IX. — KYSTES DERMOÏDES. — KYSTES MUCOÏDES. TÉRATOMES

On peut réunir dans un groupe unique ces tumeurs, qui ont pour caractères d'être congénitales, de renfermer une cavité à surface cutanéo-muqueuse, et de comprendre une paroi de constitution très variable (fibreuse ou différenciée en tissus).

Étiologie. — Les données étiologiques sur ces tumeurs manquent complètement. On sait seulement qu'elles sont rigoureusement *congénitales*, mais qu'elles peuvent subir des poussées d'accroissement au moment de la puberté.

Anatomie pathologique. — *Paroi.* — Elle est revêtue d'une muqueuse du type malpighien : blanche ou rosée, lisse ou plissée, à structure cutanée : derme conjonctivo-élastique, épithélium pavimenteux stratifié.

En outre de ces caractères communs à tous les kystes dermoïdes, la paroi peut renfermer des productions particulières : glandes sudoripares, glandes sébacées, follicules pileux, ongles; os, muscles lisses ou striés, éléments nerveux, cavités muqueuses. On voit que tous les feuillets du blastoderme peuvent y être représentés par des tissus et ceux-ci sont normaux : c'est la place du tissu qui est anormale bien plus que sa structure (Lannelongue).

Contenu. — Ordinairement huileux; on y rencontre fréquemment des touffes de cheveux et des dents.

Les kystes à structure simple s'observent surtout à la tête; les kystes aux productions variées siègent dans le tronc et au niveau des maxillaires (Lannelongue et Achard).

Pathogénie. — Les théories invoquées pour expliquer la formation des kystes dermoïdes sont nombreuses et contradictoires.

Diplogénèse par inclusion. — I. Geoffroy Saint-Hilaire a montré qu'il existe tous les intermédiaires possibles entre les monstres doubles autositaires (frères Siamois), les monstres parasitaires et les kystes dermoïdes ; il pensait que les deux sujets sont frères et que l'un devient prédominant. Cette explication ne s'applique certainement pas à tous les cas.

Parthénogénèse (Waldeyer, Mathias-Duval). — Le kyste dermoïde est un individu né de celui qui le porte, sans fécondation, par simple développement de son épithélium germinatif. Cette théorie ne s'applique qu'aux tératomes du testicule et de l'ovaire, alors qu'il existe ailleurs de semblables tumeurs.

Hétérotopie plastique (Lebert). — Les tissus divers du kyste dermoïde se forment de toutes pièces au sein d'un tissu quelconque, en vertu d'une propriété générale de tous les tissus. Cette théorie, qui est en contradiction avec les données embryologiques, n'explique ni les kystes complexes, ni le caractère congénital des kystes.

Enclavement (Verneuil, Lannelongue). — Les kystes dermoïdes dérivent des téguments de l'embryon, dont une partie est restée en arrière pendant le développement fœtal ; en effet, ces kystes se développent principalement aux points où la peau de l'embryon exécute des plicatures (face, périnée, etc.).

Par tégument on entend l'épiderme et le derme, ce qui permet d'expliquer les tissus ectodermiques et mésodermiques du kyste. D'après cette théorie, les cas de monstres parasitaires comprennent deux éléments très distincts : le monstre lui-même, dont l'explication appartient à la tératologie, et le kyste, dont la production est expliquée par la théorie de l'enclavement.

Symptômes. Début. — Le kyste dermoïde existe toujours à la naissance; mais ordinairement, s'il n'est pas superficiel, il reste latent jusqu'à la puberté, époque à laquelle il subit un accroissement rapide, et détermine des phénomènes de compression.

État. — On constate la présence d'une tumeur, arrondie, profondément implantée, fluctuante ou rénitente; dans d'autres cas, la consistance est plus ferme, ou elle est inégale à cause de la variété des tissus dont est composée la paroi. La tumeur peut être multiloculaire, et cela surtout pour les kystes profonds du tronc et pour les sacro-coccygiens.

Les signes fonctionnels varient avec le siège de la tumeur.

Marche. — Le kyste dermoïde n'a pas de tendance à la guérison spontanée. En mettant à part le cas où le kyste détermine la mort par compression simple d'un organe vital, le grand danger de cette tumeur consiste dans l'*infection* et dans la suppuration consécutive. C'est une terminaison qui, dans quelques cas, a été heureuse, mais qu'on n'est plus en droit d'attendre aujourd'hui.

Certains kystes dermoïdes restent *stationnaires* indéfiniment et sont des trouvailles d'autopsie.

VARIÉTÉS. — **Dermoïdes péri-orbitaires.** — Siègent dans l'orbite, l'iris, sur le front, etc. Les plus fréquents de beaucoup sont les dermoïdes de la *queue du sourcil*. Ces kystes présentent non seulement des adhérences osseuses, mais même des dépressions correspondantes, qu'explique la gêne qu'ils apportent au développement de l'os. Cette dépression est congénitale (Lannelongue), contrairement à l'opinion classique.

Dermoïdes du plancher buccal. — Forment une variété de grenouillette congénitale; la plupart sont médians. Au cours de leur extirpation, il faut s'attendre à des adhérences osseuses maxillaires ou hyoïdiennes.

Dermoïdes thoraciques. — Siègent surtout dans la région sternale; quelques-uns sont profonds.

Dermoïdes des parois abdominales. — Ordinairement péri-ombilicaux.

Dermoïdes intra-abdominaux. — Ont été observés dans beaucoup de régions; les plus fréquents sont ceux de l'*ovaire*. Ces tumeurs peuvent être très complexes. Elles détruisent ordinairement l'ovaire.

Dermoïdes scrotaux. — La plupart sont situés entre la vaginale et le testicule.

Dermoïdes sacro-coccygiens. — Les uns à implantation postérieure et fréquemment accompagnés de pédicule rachidien, quelquefois spina bifida; les autres, antérieurs, le plus souvent sans atteinte du rachis. Beaucoup de ces tumeurs ont un contenu complexe.

Dermoïdes maxillaires. — Ces tumeurs, à cause des pièces osseuses qu'elles renferment dans la plupart des cas, méritent d'être considérées comme des cas de *polygnathie ;* elles siègent le plus souvent à la mâchoire inférieure. Ces tumeurs ne sont presque jamais simples.

Dermoïdes du cou.—Les uns, *latéraux*, siègent sur le bord antérieur du sterno-mastoïdien; les autres, médians, sont situés au voisinage de l'os hyoïde et sont *sus* ou *sous-hyoïdiens*. Les fentes branchiales et le sinus précervical de l'embryon expliquent la fréquence des inclusions qu'on observe dans cette région.

Fistules cervicales. — Après l'ouverture par suppuration d'un kyste dermoïde, il persiste souvent une fistule intarissable. Dans certains cas, il existe à la naissance un trajet fistuleux, qui, partant de la région sus-claviculaire, remonte derrière le digastrique pour aller s'ouvrir dans le pharynx, derrière l'amygdale; il en existe d'autres variétés exceptionnelles.

Cette fistule, dans sa partie pharyngienne, résulte de la persistance de la deuxième fente branchiale de l'embryon, et du sinus précervical de His dans sa partie inférieure.

Elle donne lieu à un suintement séreux continuel ; quand on la cathétérise, on détermine des accès de toux, car elle est innervée par des filets du glosso-pharyngien; c'est pour cette raison que cette malformation portait autrefois le nom de *fistule trachéale*.

Diagnostic. — Les kystes dermoïdes, à cause de leur rareté, sont des sources d'erreurs de diagnostic; la possibilité de ces tumeurs doit être posée, quand on rencontre une production nouvelle dans l'une des régions sus-mentionnées.

Au crâne, le diagnostic se pose avec les *méningocèles*, qui sont réductibles au moins partiellement, — avec les *gommes syphilitiques*, qui ne sont pas congénitales, — avec les *kystes sébacés*, de consistance plus ferme et dépourvus de connexions osseuses, — avec les *abcès froids osseux*.

Au cou, on peut penser à l'*abcès froid ganglionnaire*, *au lymphadénome*, au *kyste séreux* (voir *Kystes séreux*).

Ailleurs, le diagnostic est encore plus délicat.

Le *caractère congénital* de la tumeur est toujours la base du diagnostic.

Traitement. — L'extirpation s'impose, elle doit être totale, et, au cours de l'opération, on doit s'attendre aux *connexions osseuses* de la tumeur.

X. — KYSTES SÉREUX CONGÉNITAUX

Ces kystes, multiloculaires et tapissés d'un endothélium, n'ont rien de commun avec les kystes dermoïdes, qui sont uniloculaires et présentent un épithélium malpighien.

Étiologie. — Les circonstances qui accompagnent le développement de ces kystes sont tout à fait inconnues.

Les malformations congénitales simultanées, qui sont quelquefois mentionnées chez les sujets atteints de kystes dermoïdes, sont ici plus rares ; on en peut excepter les hypertrophies congénitales, qui seraient de même nature (Lannelongue et Achard).

Anatomie pathologique. — *Forme de la poche.* — Ces kystes sont quelquefois uniloculaires; dans la grande majorité des cas, ils sont multiloculaires, formés de grandes poches contiguës, communiquant ou ne communiquant pas entre elles; en certains points, le tissu est même caverneux.

Structure. — Au voisinage du liquide, se trouve un endothélium comparable à celui des lymphatiques. Le stroma est conjonctif et il n'est pas rare de rencontrer des points sarcomateux.

Enfin des productions anormales peuvent exister dans les parois : de courtes pièces osseuses, cartilagineuses, musculaires, ces dernières résultent de la dissociation des parties voisines par la tumeur.

Les vaisseaux sanguins y sont très abondants, sous-jacents à l'endothélium, de structure embryonnaire, et, pour toutes ces raisons, ils sont prêts à se rompre.

Quant aux lymphatiques, il est souvent impossible de les distinguer des cavités kystiques.

Contenu. — C'est un liquide séreux, limpide, riche en albumine, ressemblant à celui de l'ascite.

Fréquemment, il est hématique ou même sanglant.

La transformation purulente est possible.

Connexions. — Ces kystes sont remarquables par leurs connexions vasculaires intimes, principalement avec les éléments veineux. Ceux du cou adhèrent à la veine jugulaire, ce qu'il ne faut pas oublier lorsqu'on tente de les extirper.

PATHOGÉNIE. — Les théories successivement émises sont contradictoires et manquent de base ferme.

L'*origine salivaire*, le développement aux dépens de la *glande intercarotidienne* ne peuvent être admis, puisque ces tumeurs ne sont pas toujours cervicales.

P. Broca admettait que ces kystes sont des *angiomes* ayant subi la transformation kystique.

Atuellement, on admet que ces tumeurs sont des *lymphangiomes kystiques* (Wegner), les lymphangiomes simples étant représentés par les hypertrophies simples et par certaines variétés d'éléphantiasis; l'absence de dentelure de l'endothélium s'expliquerait par ce fait que les cavités ne sont pas, comme celles des vaisseaux, soumises à des mouvements d'expansion (Lannelongue et Achard).

SYMPTÔMES. — Le *siège* de ces tumeurs est des plus variables : membres, aisselle, périnée, tronc. Mais le siège de prédilection est le cou, où ils occupent une position quelconque, qui contraste avec la fixité de position des kystes dermoïdes.

Début. — La tumeur a pour caractère d'être congénitale.

État. — Le kyste se présente sous forme d'une tumeur de volume variable, quelquefois monstrueux.

La surface est lisse ou irrégulière, quand la tumeur est multilobée. Une tumeur lisse peut être multiloculaire.

La peau qui la recouvre est longtemps intacte, mais sillonnée de dilatations veineuses.

La consistance est mollasse, quelquefois fluctuante, mais surtout irrégulière.

Il n'y a pas de réductibilité véritable; mais la tumeur devient un peu plus tendue pendant les efforts, à cause de sa grande vascularisation.

Lorsqu'on pratique la ponction d'une de ces tumeurs, il s'écoule un liquide analogue à celui qui est ci-dessus décrit, souvent deux liquides différents en deux points différents. Quand le liquide est sanguin, l'écoulement du sang s'arrête après la déplétion de la poche.

Marche. — La tumeur est capable d'une *extension* inquiétante. Elle dissèque le sterno-mastoïdien, devient sus-aponévrotique et sous-épidermique (au début, elle est toujours sous-aponévrotique).

D'autres tumeurs évoluent vers le médiastin; une tumeur qui a suivi cette voie présente les caractères suivants : elle est réductible, elle obéit aux mouvements de la respiration ; elle donne des signes physiques à la percussion.

On comprend quelle source de danger peuvent devenir ces kystes et les modes de *terminaison fatale* qu'ils peuvent occasionner.

D'autres, au contraire, restent *stationnaires* pendant de longues années.

Diagnostic. — Le diagnostic est facile, car la tumeur est congénitale.

Les *kystes dermoïdes* ont un siège plus fixe ; ils sont plus nettement uniloculaires.

Les *angiomes* ressemblent beaucoup plus aux kystes séreux, mais ils sont réductibles ; à la ponction, il s'écoule du sang pur, et cet écoulement n'est pas limité.

Traitement. — L'*extirpation* de ces tumeurs s'impose. Mais il faut s'attendre à des adhérences vasculaires, et à des prolongements lointains, qui peuvent rendre nécessaire la *marsupialisation* (Kirmisson).

XI. — CORPS ÉTRANGERS DU NEZ

Étiologie. — L'introduction de corps étrangers dans le nez constitue un accident *fréquent* chez les enfants.

La *voie* suivie est presque toujours la voie antérieure, sauf les cas de paralysie du voile du palais.

La *nature* du corps étranger est des plus variables : les noyaux, les boutons, les cailloux, les morceaux de papier sont souvent rencontrés.

Symptômes. — Ce qui caractérise les corps étrangers de cette région, c'est la *longue tolérance*, qui peut durer plusieurs mois ou plusieurs années.

Les *signes fonctionnels* consistent en un *écoulement* purulent ou muco-purulent, avec ou sans mélange de sang. Cet écoulement est unilatéral.

L'*obstruction nasale* est variable et dépend plus de l'état de la muqueuse que de la présence du corps étranger lui-même.

Les douleurs névralgiques sont très inconstantes.

Les *signes physiques* sont des plus variables ; avant de placer le spéculum, il est utile d'anesthésier la muqueuse à la cocaïne, car le resserrement qu'elle provoque peut faciliter le cheminement du corps étranger.

Aussitôt après l'introduction, le corps étranger se présente avec ses caractères propres : le *lieu d'élection* est le méat moyen ou le méat inférieur.

Quand il y a écoulement, le corps étranger peut être masqué par un gonflement intense de la muqueuse.

Enfin quand il est très ancien, le corps étranger peut s'inscruster de sels calcaires, qui en augmentent le volume et qui le déforment.

Marche. — Le corps étranger peut être expulsé spontanément après un temps variable, quand la muqueuse est moins tuméfiée. D'autres fois, il reste en place, soit indéfiniment toléré, soit donnant lieu à des accidents ; le cheminement en arrière dans un effort violent d'inspiration peut le faire tomber dans le larynx.

Diagnostic. — L'écoulement purulent unilatéral est, dans le jeune âge, pathognomonique de la présence d'un corps étranger, car les *empyèmes* des sinus sont rares avant le développement complet de la face.

Traitement. — On peut d'abord essayer la propulsion en avant par une *irrigation nasale*.

En cas d'échec, on pratiquerait l'*extraction* avec un crochet ou une pince, après anesthésie de la muqueuse, ou au besoin après anesthésie générale.

Le *décollement* du nez n'est indiqué que dans des cas exceptionnels.

XII. — CORPS ÉTRANGERS LARYNGO-BRONCHIQUES

Étiologie. — On pourrait répéter à ce propos ce qui est dit des corps étrangers des voies digestives (voir *Corps étrangers des voies digestives*). Mais l'introduction dans les voies aériennes est plus rare; elle est en outre beaucoup plus dangereuse.

Certains objets de *forme spéciale* présentent une importance particulière, ce sont les objets tubulés: canules, tubes laryngiens, sifflets, etc.

Anatomie pathologique. — Les objets peuvent être soit mobiles, soit enclavés; dans ce dernier cas, en exceptant les objets pointus, qui peuvent s'arrêter en un point quelconque, les *lieux d'arrêt* les plus fréquents sont les suivants :

Le vestibule glottique pour les corps volumineux ;

La glotte et les vestibules de larynx ;

La bronche droite, qui est située plus dans l'axe que la gauche, — qui est aussi le siège d'une ventilation plus active, et dont la direction est plus verticale.

Après une période de tolérance variable avec la nature de l'objet, se produisent des réactions suppuratives, qui peuvent entraîner des *nécroses* (nécrose du larynx, gangrène pulmonaire).

Symptômes. —*Au moment même de l'accident.* — Diverses éventualités peuvent se produire :

a) La *mort subite* par inhibition, sans asphyxie.

b) La mort avec arrêt de la respiration, malgré les efforts violents de l'enfant (*asphyxie rapide*).

c) Des phénomènes *dyspnéiques* d'intensité variable.

d) Dans certains cas, il ne se produit *rien* de particulier, l'introduction du corps étranger passe inaperçue, ou tout au moins reste silencieuse jusqu'au jour où éclatent des accidents.

Après l'accident. — L'*examen méthodique* du malade donne des signes très variables avec le siège du corps étranger.

Signes fonctionnels. — La *dyspnée* existe ou n'existe pas (corps étrangers de la trachée, d'une petite bronche); elle est continue (larynx, grosse bronche) ou intermittente (trachée); elle est égale aux deux temps de la respiration (corps étranger fixe de la trachée) ou plus forte dans l'inspiration (élément spasmodique dans le cas de corps étranger du larynx).

La *toux* a un caractère spasmodique spécial dans les corps étrangers du larynx; même dans ces cas, elle peut manquer.

La *voix* n'est modifiée que quand le corps étranger est cantonné dans la région glottique.

Les troubles de la *déglutition* (dysphagie) appartiennent surtout aux corps étrangers sus-glottiques, rarement aux corps étrangers volumineux de la trachée.

Signes physiques. — Là aussi l'examen doit être méthodique; on peut commencer par l'auscultation, qui indispose moins l'enfant, et terminer par la laryngoscopie, qui peut réveiller des accidents; auparavant il est utile de préparer le matériel de la trachéotomie.

L'*auscultation* ne révèle souvent rien; d'autres fois, il y a une zone pulmonaire *silencieuse* sans modification de la sonorité (corps étranger d'une bronche); — ou un bruit de *souffle* localisé dans la région du hile (même cause avec obstruction incomplète); — ou un *bruit de grelot* ou de soupape, qu'on peut encore percevoir par la palpation de la trachée (corps étranger mobile de la trachée).

L'*examen laryngoscopique* peut n'être pas possible; dans les cas favorables, il permet de voir les corps étrangers des régions sus-glottique et glottique.

Le *toucher* du larynx doit être pratiqué en cas d'échec des précédentes méthodes.

La *radiographie* est une méthode d'investigation qui convient aux cas où on suppose que le corps étranger se trouve au-dessous du larynx. L'exiguïté du thorax de l'enfant facilite un peu cette exploration. Les corps métalliques peuvent être ainsi décelés et localisés avec beaucoup de précision.

Marche. — Ou bien le corps étranger remonte; cette *tentative d'expulsion* aboutit au rejet ou à une asphyxie rapide;

Ou bien il y a tolérance relative, et, après un temps variable, éclatent des *accidents septiques :* œdème de la glotte, nécrose des cartilages du larynx, phlegmon du cou, hémorragie foudroyante par ulcération d'un gros vaisseau, gangrène pulmonaire à type pneumonique ou pleurétique.

Terminaisons. — Elles sont donc des plus variables : la *mort* peut être immédiate (inhibition), rapide (asphyxie), ou tardive (complications septiques).

La *guérison* peut être immédiate, succéder à des tentatives réitérées d'expulsion, et très rarement à l'ouverture d'un foyer septique.

Pronostic. — Un pronostic général ne peut être porté, mais, sauf le cas d'expulsion immédiate, le pronostic est toujours très grave et justifie les interventions hâtives.

Diagnostic. — Les corps étrangers des voies

aériennes sont souvent *méconnus*, quant la phase de tolérance a succédé rapidement aux accidents du début.

En présence de phénomènes dyspnéiques et en l'absence de commémoratifs sûrs, on peut songer à la *laryngite striduleuse;* elle présente un début nocturne, une toux grasse et bruyante caractéristique.

Le *croup* se reconnaît à l'examen de la gorge.

Les *polypes du larynx* présentent presque la même symptomatologie que les corps étrangers du larynx; mais ils sont précédés de troubles de la voix.

Il reste à déterminer le *siège* du corps étranger; on ne peut y arriver que par l'examen méthodique et par la recherche de tous les symptômes auxquels peut donner lieu chacune des localisations; quand tous les signes sont négatifs, on hésite entre l'absence du corps étranger, la déglutition du corps étranger, la localisation de celui-ci dans les bronches. Quelquefois l'apparition de nouveaux symptômes les jours suivants lèvera les doutes. C'est dans ces cas que la *radiographie* a rendu des services.

Traitement. — Avant toute autre manœuvre, il faut, dans tous les cas, préparer le *matériel de la trachéotomie.*

L'*expulsion* par les voies naturelles peut être tentée d'abord, en plaçant la tête en situation déclive.

L'*extraction* par les voies naturelles convient aux corps étrangers du larynx.

La *trachéotomie* soit simple, soit suivie d'extraction avec une pince spéciale, convient aux cas où on a la certitude que le corps étranger est dans la trachée.

La *laryngotomie* convient pour l'extraction des corps étrangers du larynx qui n'ont pu être atteints par les voies naturelles.

La *bronchotomie* (Ricard) est une opération encore mal réglée, qui n'a été pratiquée qu'un petit nombre de fois.

XIII. — RHINITES CHRONIQUES

Étiologie. — Les rhinites chroniques sont très *fréquentes* pendant l'enfance.

Causes prédisposantes. — Le tempérament lymphatique, c'est-à-dire la scrofule même atténuée, est le terrain le plus propice au développement des rhinites.

Causes déterminantes. — Les fièvres éruptives, qui occasionnent du catarrhe nasal ou pharyngien, sont souvent le point de départ des coryzas chroniques.

Quand cette relation fait défaut, on ne manque pas d'incriminer le froid, qui en effet présente une influence sur les poussées de la maladie.

Anatomie pathologique. — L'état de dilatation des orifices glandulaires, et l'*infiltration* embryonnaire du chorion sont communs à toutes les formes.

La forme hypertrophique est surtout caractérisée par les *angiectasies veineuses*, au sein d'un tissu muqueux.

Bactériologie.— Les microbes de l'air, les streptocoques, les staphylocoques, le pneumo-bacille de Friedländer ont été constatés avec des caractères de variabilité, qui démontrent leur non-spécificité. Ils végètent dans le mucus à la faveur des altérations et ne les causent pas.

Symptômes. — L'*hypersécrétion* est le principal symptôme. Les mucosités sont abondantes, et cependant l'enfant ne salit pas toujours ses mouchoirs, car les matières sont dégluties; cependant il y a souvent un écoulement par les narines. L'écoulement est tantôt transparent, tantôt purulent, tantôt muco-purulent. Les croûtes ne se forment guère qu'à l'entrée des narines et non dans la partie profonde des fosses nasales.

L'*obstruction nasale* varie avec les formes; elle est tantôt due à l'encombrement par les mucosités, tantôt à des modifications de la muqueuse; la conséquence est la *respiration buccale*, qui peut entraîner des angines.

Signes physiques. Formes. — **Forme simple.**— L'examen rhinoscopique montre seulement l'encombrement par les mucosités, et une muqueuse pâle ou rosée, sans modifications de volume.

Forme hypertrophique. — La muqueuse est rouge et tuméfiée, principalement au niveau de la queue du cornet inférieur. L'attouchement au stylet montre une dépressibilité élastique des parties hypertrophiées. La surface atteinte est tantôt lisse, tantôt granuleuse.

Il faut distinguer les hypertrophies définitives et les hypertrophies réductibles, que le rhinologiste voit disparaître, pendant son examen, sous l'influence de l'émotion ou par des attouchements à la cocaïne.

D'ailleurs l'élément congestif se traduit par des symptômes subjectifs, l'obstruction changeant à chaque instant d'une narine à l'autre, sous l'influence de la position de la tête ou de l'état de température des extrémités.

Complications. — Les fissures des narines, l'*état éléphantiasique* de la lèvre supérieure, les varicosités externes du nez sont des conséquences directes de l'état de sécrétion et de circulation de la muqueuse.

La *pharyngite chronique* résulte autant de l'aspiration des mucosités que du type buccal qui prend la respiration ; d'ailleurs, le terrain du coryza chronique prédispose à cette affection.

La toux nasale se produit surtout pendant la nuit, quand les mucosités tombent sur la glotte.

Les *infections conjonctivales et auriculaires* sont fréquentes et ne cèdent qu'au traitement nasal.

Diagnostic. — Le diagnostic s'impose, mais il faut éviter de confondre les rhinites simples avec les *écoulements symptômatiques* de végétations adénoïdes, de corps étrangers.

Le *coryza syphilitique* se reconnaît aux croutelles, aux nécroses, à l'écoulement rougeâtre.

L'*examen rhinoscopique* est nécessaire dans tous les cas, et dans le doute il ne faut pas hésiter à explorer le rhino-pharynx.

Traitement. — Il faut apprendre aux enfants à ne pas déglutir les mucosités.

Quand il y a des *mucosités* abondantes, les pommades et les huiles en assurent l'évacuation; la résorcine, le menthol, l'acide borique sont les matières qu'on y incorpore souvent.

Aux cas rebelles conviennent les caustiques à l'iode et aux sels d'argent.

L'*hypertrophie* est modifiée par les caustiques appliqués aux points précis que désigne la rhinoscopie.

Les irrigations doivent être sévèrement proscrites, car elles peuvent déterminer des otites et des empyèmes des sinus (rares dans l'enfance).

XIV. — OZÈNE

Synonymie. — *Rhinite atrophique, rhinite fétide, punaisie, ozène essentiel.*

Étiologie. — L'*âge* auquel débute l'ozène varie de 8 à 15 ans; rarement il dépasse ces limites.

Causes prédisposantes. — Les enfants de la *classe pauvre* sont plus souvent atteints; très souvent la maladie est *héréditaire* ou familiale. Cependant on ne connaît aucun tempérament prédisposant nettement à l'ozène; autrefois on admettait l'influence de la scrofule.

La contagion n'est pas prouvée, car les inoculations n'ont jamais réussi.

Anatomie pathologique. — Nous verrons que l'ozène se traduit par un état d'*atrophie* portant sur la muqueuse et sur son support osseux.

Histologiquement le résultat est une *sclérose diffuse*, dont l'origine est inconnue; certains auteurs admettent l'origine glandulaire.

L'*épithélium* cylindrique à cils vibratiles est remplacé par un épithélium pavimenteux corné.

Les *sinus* voisins sont ou ne sont pas atteints.

Bactériologie. — Outre les microbes ordinaires, on a trouvé dans le mucus ozéneux successivement le *Bacillus mucosus* (Lœwenberg), analogue au bacille de Friedländer; — le *Bacillus fœtidus* (Hajek); — un bacille analogue au bacille de Lœffler (Belfanti).

Pathogénie. — La *sécrétion* exagérée dépend, pour les uns, d'une hypersécrétion de la pituitaire; pour d'autres, d'une hypersécrétion des sinus sans sécrétion de la pituitaire; pour d'autres, enfin, du simple défaut de balayage (l'hypersécrétion n'est qu'une apparence).

La *fétidité* a pour origine les croûtes et les produits de sécrétion, à la condition expresse qu'il y ait eu stagnation. L'origine microbienne est des plus probables.

L'*ensemble symptômatique* caractérisé non seulement par la sécrétion fétide, mais encore par l'atrophie de la muqueuse est d'une pathogénie discutée : infection récente ; — infection secondaire, greffée sur un état atrophique de la muqueuse, qui serait lui-même consécutif soit à une rhinite purulente datant de la naissance, soit à un état congénital, soit à un arrêt de développement, soit à une trophonévrose.

Toutes ces hypothèses manquant de preuves ; mais le caractère héréditaire, la non-contagiosité montrent que l'ozène n'est pas qu'une infection.

Symptômes. — Signes fonctionnels. — L'ozène se révèle au sujet qui en est porteur par des troubles variables, inconstants, qui peuvent être plus tardifs que ceux que constate son entourage.

La sensation d'obstruction est fréquente, purement subjective, car les fosses nasales sont trop largement béantes; cette sensation est plutôt sous la dépendance des *croûtes*, qui se forment continuellement et qui provoquent des efforts d'expulsion. La sensation de gêne et de sécheresse s'étend au pharynx et au larynx.

Le goût et l'*olfaction* sont diminués ; souvent le sujet dit sentir continuellement certaines odeurs.

La *céphalalgie* frontale est assez persistante pour entraîner de l'inaptitude au travail.

Signes physiques. — La *fétidité* de l'haleine attire l'attention ; on ne peut la comparer à rien de précis, car elle est *sui generis ;* elle est rarement pénétrante, mais fade et nauséabonde.

La *sécrétion nasale* est augmentée, mais surtout modifiée : à des intervalles de plusieurs heures, le malade expulse des croûtes striées de sang, gardant l'empreinte des fosses nasales quand elles sont étendues.

La rhinoscopie, après chute des croûtes, montre une muqueuse pâle, *sans ulcérations*. Les fosses nasales sont plus spacieuses qu'à l'état normal, à cause de l'*atrophie* de la charpente osseuse ; le cornet inférieur surtout est atteint ; le cornet moyen est sain ou à peine modifié.

Complications. — L'infection des cavités de la face (oreille, sinus) est beaucoup plus rare que dans les autres rhinites.

Au contraire, les voies lacrymales et la conjonctive sont souvent atteintes : les *kératites phlycténulaires* sont particulièrement fréquentes.

On peut compter comme complication l'*extension* de l'ozène à la muqueuse pharyngienne, qui devient lisse et sèche ; — à la muqueuse laryngotrachéale, qui peut, elle aussi, produire des croûtes.

Des *troubles digestifs* ne sont pas rares, quand le malade déglutit les produits putrides.

Marche. — La marche est torpide, et la *durée* de la maladie est indéfinie. On peut obtenir des améliorations par le traitement.

Terminaison. — Une fois qu'il est constitué, l'ozène ne guérit, ni ne s'aggrave : la muqueuse reste définitivement atrophiée. Mais à un âge plus ou moins avancé, la sécrétion des croûtes cesse, la fétidité cesse par là même et le malade se dit guéri ou amélioré.

Diagnostic. — L'écoulement nasal joint à la fétidité ne permettent de confondre l'ozène avec aucune autre maladie causant de la fétidité : gangrène pulmonaire, carie dentaire, etc.

Les *corps étrangers*, les *sinusites* (exceptionnelles à cet âge) peuvent déterminer une pyorrhée nasale; mais elle est alors unilatérale.

Le *coryza syphilitique* tertiaire se reconnaît aux ulcérations, à l'élimination de parcelles osseuses ; les lésions prédominent sur la cloison.

Traitement. — Les *irrigations nasales* trouvent ici une de leurs rares indications ; l'eau salée, l'eau boriquée, les solutions faiblement antiseptiques sont employées. Comme toujours, elles doivent être pratiquées sous faible pression avec une canule enfoncée peu profondément et tenue horizontale.

Les *pommades* avec des substances antiseptiques diverses sont ensuite introduites dans les fosses nasales; elles empêchent le durcissement trop rapide des croûtes.

Des topiques modificateurs plus puissants, chimiques ou électriques, — des essais de sérothérapie (sérum antidiphtérique) ont été tentés avec des résultats encore incertains.

Le traitement ne peut encore prétendre qu'à une amélioration et non à une guérison.

XV. — ABCÈS RÉTRO-PHARYNGIENS

Étiologie. — Ces abcès sont exceptionnels après *l'âge* de deux ans.

Causes prédisposantes. — La débilitation antérieure, la scrofule, le rachitisme, la syphilis héréditaire sont souvent mentionnés dans les antécédents. Certains de ces états constitutionnels agissent sans doute par les infections nasopharyngées qu'elles provoquent.

Causes déterminantes. — Contrairement à ce qu'on pourrait croire, les maladies aiguës ne prédisposent pas à l'abcès rétro-pharyngien (Bokay).

Anatomie pathologique. — Ce sont des *adénophlegmons*, qui ont pour point de départ des ganglions pré-axoïdiens supposés par Verneuil, démontrés par Gillette, et incriminés dans tous les cas par la plupart des auteurs.

Les phases de congestion, d'exsudation et de suppuration se rencontrent ici comme dans toute affection phlegmoneuse; mais l'inflammation peut ne pas parcourir toutes ces périodes.

Pathogénie. — En nous limitant aux *abcès chauds*, nous pouvons mentionner quelques cas très exceptionnels d'abcès d'origine septicémique, ou développés par effraction directe (arêtes de poisson).

Presque tous ces phlegmons sont des adénophlegmons dits *idiopathiques*, liés à l'inflammation antérieure de leur territoire lymphatique et principalement du *rhino-pharynx*.

Ce n'est pas qu'on doive éliminer parmi leurs causes les inflammations buccales, dentaires ou tonsillaires, car toutes ces causes sont étroitement unies.

Bactériologie. — Des *streptocoques* divers ont été trouvés dans tous les cas, quelquefois associés à d'autres microbes.

Symptômes. — Début. — Pendant un temps variable les signes physiques manquent, ou sont assez atténués pour ne pouvoir être perçus : *période angineuse.*

La *dysphagie* est le signe capital : après une tentative de succion, l'enfant se rejette en arrière, projetant le lait par la bouche ou par le nez. Les enfants plus âgés accusent des sensations douloureuses, chez eux, les aliments solides sont déglutis avec plus de difficulté que les liquides. Cette dysphagie du début est plutôt liée au spasme qu'à la gêne mécanique.

L'*état général* est des plus variables ; souvent il y a une élévation de la température.

État. — La *dysphagie* continue ; elle dépend moins du volume de l'abcès que de la saillie qu'il fait dans le pharynx.

La *voix* est faible, rauque et nasillarde ; le son émis rappelle le cri du canard.

La *respiration* est gênée suivant des types divers : dans les abcès supérieurs, c'est de l'obstruction nasale : le malade respire la bouche ouverte, ronfle en dormant, et se réveille en sursaut ; dans les abcès inférieurs, c'est une dyspnée avec cornage continu, qui ressemble plus à celle que détermine le croup.

La *nuque est raide;* la tête penchée un peu latéralement n'exécute plus les mouvements qu'on cherche à lui imprimer.

Les *signes physiques* viennent confirmer le diagnostic. Extérieurement, du côté où siège l'abcès, existe une *adénite* angulo-maxillaire, qui se continue dans la profondeur ; parfois même il y a gonflement.

L'examen de la gorge est difficile, mais nécessaire: l'*inspection* est une méthode qui ne donne de renseignements que dans les cas où l'abcès est bien collecté et où il n'est situé ni trop haut, ni trop bas. On constate alors une saillie asymétrique, de couleur variable suivant le degré de la lésion.

Le *toucher* du pharynx ne peut souvent être obtenu que par des manœuvres spéciales : l'enfant est assis sur les genoux d'un aide et, au besoin, roulé dans une couverture; un autre aide tient la tête.

L'opérateur, placé latéralement à droite ou à gauche, introduit sa main homonyme ; on peut toujours pénétrer dans le pharynx, quand on insinue le doigt dans la région postérieure du bord maxillaire encore dépourvu de dents; ultérieurement, une cale tient la bouche ouverte, à défaut d'écarteur. Le toucher permet de sentir une saillie latérale, empiétant plus ou moins sur la ligne médiane, de sentir si cette saillie est *fluctuante*, à quelle hauteur elle est située.

Les *symptômes généraux* varient d'un cas à l'autre, mais sont rarement intenses.

Marche. — La *résolution* est possible.

La *suppuration* conduit à des résultats divers : exceptionnellement le pus s'ouvre à l'extérieur, dans la région angulo-maxillaire; rarement il s'écoule dans le pharynx (1/8 des cas); presque toujours, si on n'intervenait pas, il se produirait des *fusées* dans le médiastin, qui feraient de l'abcès rétro-pharyngien une maladie à coup sûr mortelle.

Durée. — La suppuration met de 2 jours à 6 semaines à s'établir, ordinairement une à deux semaines. Aussi a-t-on pu distinguer des cas aigus, subaigus et chroniques.

Terminaisons. — Avec l'intervention ou après ouverture spontanée, la guérison est la règle. Au contraire quand des *fusées* se sont produites, la *septicémie* par insuffisance de drainage, les ulcérations des vaisseaux du cou, les abcès intra-médiastinaux emportent les malades. D'autres périssent d'*inanition* ou par les progrès de la *dyspnée*.

Formes. — A côté de la *forme commune* ci-dessus décrite, et des formes chroniques, qui ont été mentionnées, il existe des cas à *forme septicémique*, caractérisés par l'état adynamique, les productions gangréneuses.

Pronostic. — Il dépend de l'état de santé antérieur, de la rapidité de l'évolution et du siège de l'abcès.

Diagnostic. — Le diagnostic s'appuie surtout sur

la constatation des signes physiques ; néanmoins la dysphagie doit toujours donner l'éveil.

Le *croup* s'accompagne de productions membraneuses, le cou n'est pas raide ; les phénomènes respiratoires ont débuté d'emblée et non après une période de dysphagie ; enfin le tirage est surtout inspiratoire et la toux plus éteinte.

La *laryngite striduleuse* est caractérisée par son début nocturne brusque.

L'*adénoïdite aiguë* se reconnaît également à l'examen du rhino-pharynx.

Il reste encore à déterminer la variété, et à ne pas confondre l'abcès chaud avec l'*abcès froid*, symptômatique d'un mal de Pott cervical ou sous-occipital, caractérisé par la raideur osseuse et permanente du cou, par la faible réaction locale.

Traitement. — A moins d'adénite simple, sans aucune tendance à la suppuration, on doit pratiquer l'*incision précoce*. L'enfant étant tenu la bouche ouverte on incise l'abcès à l'aide d'un bistouri boutonné, en se tenant sur la ligne médiane ou le plus près possible de celle-ci ; l'incision doit être commencée au point déclive, et suivie d'une large dilacération. D'ailleurs, il faut s'attendre à *recommencer* l'incision les jours suivants.

Pour éviter l'entrée du pus dans les voies respiratoires, on recommande d'occlure d'un doigt la glotte au moment même de la première incision.

Dans les cas rares où l'abcès pointe vers la région angulo-maxillaire, on peut prendre la *voie cutanée*, que quelques-uns considèrent comme la voie d'élection.

XVI. — POLYPES NASO-PHARYNGIENS

Étiologie. — Le *sexe* atteint est toujours le sexe masculin; les cas rencontrés chez les filles sont contestés.

L'*âge* est étroitement renfermé entre 15 et 20 ans.

Toute autre circonstance étiologique ou cause de ces tumeurs est inconnue.

Anatomie pathologique.—La *forme* de la tumeur est ovoïde au début; plus tard, en augmentant de volume, elle se déforme en poussant des prolongements dans les cavités du voisinage : crâne, fosses nasales, pharynx, fente ptérygo-maxillaire.

La tumeur possède un *pédicule;* presque toujours il s'implante sur la voûte du naso-pharynx; néanmoins on admet maintenant qu'il peut s'implanter ailleurs. Le pédicule fait corps avec le périoste sous-jacent.

La tumeur est de *couleur* rouge à la surface, à cause de la muqueuse très vascularisée qui la recouvre. Dans sa masse, la couleur est gris rosé, comme tout fibrome, de *consistance* variable.

Histologiquement la tumeur est un fibrome avec points sarcomateux en abondance variable. Les *vaisseaux* y sont toujours nombreux; dans les fibromes développés au voisinage de la fente ptérygo-maxillaire, la vascularisation est particulièrement abondante (angio-fibromes); ils saignent, quand on les incise au cours de l'extirpation.

Comme toute tumeur, le fibrome peut subir des modifications nutritives: dégénérescence graisseuse, inflammation, cette dernière peut aboutir à la formation d'adhérences, qui augmentent la difficulté de l'extirpation et multiplient les chances d'hémorragies.

SYMPTÔMES. — DÉBUT. — Il est insidieux et peu caractéristique: des épistaxis, de la céphalée, des phénomènes d'obstruction nasale attirent l'attention.

ÉTAT. — Les *épistaxis* sont fréquentes; quelquefois même ces hémorragies menacent l'existence.

La *céphalalgie* est sourde et tenace.

Des signes fonctionnels attirent l'attention du côté du *naso-pharynx :* sensation de corps étranger, troubles de la déglutition avec rejet des matières alimentaires par le nez: l'odorat s'émousse; des tintements dans les oreilles annoncent le catarrhe de la trompe d'Eustache; souvent même s'établit un écoulement muco-purulent rebelle à tous les traitements. L'*obstruction nasale* domine tous ces troubles : la respiration est purement buccale et l'air ne peut passer par le nez.

Signes physiques. — Au début, on peut constater par la rhinoscopie postérieure une tumeur rouge, et au toucher digital une tumeur arrondie, dure et à surface saignante.

Plus tard, si la tumeur a subi un accroissement notable, la simple inspection de la bouche montre d'abord un état asymétrique avec voussure unilatérale du voile du palais. Plus tard encore, la tumeur apparaît dans le pharynx sous forme d'une masse rouge arrondie.

L'exploration des fosses nasales permet de reconnaître la même tumeur, avec une facilité qui s'explique par la raréfaction des parois osseuses.

La recherche du pédicule par tous les moyens est ordinairement infructueuse, à cause de la dureté de la tumeur, de sa fixité et de son accolement aux parois osseuses.

Marche. — Ce qui caractérise le polype naso-pharyngien c'est l'*envahissement* progressif de toutes les cavités voisines.

Pharynx : apparition d'une tumeur, troubles de la déglutition.

Fosses nasales : exploration par le spéculum nasi.

Sinus maxillaire : asymétrie de la face, effacement du pli naso-génien, épiphora, déformation de la voûte osseuse palatine.

Orbite : névralgie sous-orbitaire, paralysies dissociées des nerfs de l'œil, exophtalmie.

Crâne : symptômes très frustes, car l'accroissement est lent et les signes de compression cérébrale exceptionnels; quelquefois amaurose double par destruction du chiasma optique.

Fente sphéno-maxillaire et région temporale : empâtement profond, rejet de l'arcade zygomatique.

Durée. — En un an et demi en moyenne, la terminaison fatale se produit.

Plus le sujet est jeune, plus la marche est rapide.

Terminaisons. — La *guérison* spontanée a pu se produire, quand la tumeur s'est développée tardivement et quand le malade a pu atteindre l'âge adulte.

Le plus souvent la mort se produit par *hémorragie* ou par *complication septique* : pneumonie de déglutition, méningite, état de cachexie causée par l'ingestion des liquides septiques.

Pronostic. — Il dépend de l'âge du sujet et de la structure de la tumeur. Dans tous les cas, c'est une maladie grave, contre laquelle n'ont d'action que les moyens radicaux.

Diagnostic. — Sitôt qu'on pense au polype naso-pharyngien, le diagnostic s'impose à cause des signes physiques. L'écueil est de le méconnaître dans les premières périodes et d'attribuer le jetage à une *rhinite chronique;* dans ces cas, les épistaxis et la céphalée doivent toujours éveiller l'attention.

Les *polypes muqueux* naso-pharyngiens sont mous, de couleur plus pâle; ils s'implantent à la partie postérieure des cornets ou de la cloison. Enfin ils peuvent atteindre des sujets plus jeunes.

Les *végétations adénoïdes* donnent au toucher une sensation mollasse : elles encombrent plus qu'elles n'obstruent. Enfin elles se développent dans les deux sexes et souvent à un âge plus tendre.

Traitement. — Un principe guide le traitement :

la récidive est fréquente, quand le pédicule lui-même n'est pas extirpé ; cependant, à cause de la bénignité de l'opération, on pourrait tenter l'*arrachement* sur des polypes petits et ne présentant certainement pas de prolongement intra-crânien.

La *voie buccale* n'est assez large que quand on incise le voile et la voûte palatine ; le pédicule ne peut souvent être détruit que par les caustiques.

La *voie nasale* ne permet d'atteindre le pédicule que quand il présente une implantation antérieure. Elle convient plus spécialement aux cas où la tumeur s'est étendue dans cette direction.

La *voie faciale* avec résection temporaire du maxillaire supérieur permet l'ablation la plus complète, mais elle laisse une cicatrice.

Quelle que soit la voie prise, l'ablation du polype doit être rapide, car elle s'accompagne d'une hémorragie notable ; pour en venir plus facilement à bout, certains chirurgiens pratiquent la *trachéotomie* préalable.

XVII. — VÉGÉTATIONS ADÉNOÏDES

Étiologie. — *Fréquence.* — Les végétations adénoïdes sont devenues d'une grande fréquence depuis qu'on sait mieux les reconnaître ; autrefois, on les méconnaissait et on ne traitait que leurs complications.

Age. — On peut les rencontrer à tout âge, mais c'est surtout de 5 à 15 ans qu'elles se développent.

Causes prédisposantes. — L'influence *héréditaire* se rencontre avec une certaine fréquence. Mais ce qui est encore plus constant, c'est le développement des végétations adénoïdes sur le *terrain lymphatique* et par conséquent leur coexistence avec les conjonctivites, les adénites cervicales, les coryzas.

Causes déterminantes. — D'ailleurs le *froid*, les *fièvres éruptives* déterminant du catarrhe des muqueuses donnent souvent le signal de l'éclosion des végétations ou tout au moins les rendent évidentes.

Anatomie pathologique. — Mettant à part la *forme* qui sera étudiée avec les symptômes, nous étudions seulement ici la *structure*. Les végétations adénoïdes sont formées de tissu réticulé pur, parsemé de leucocytes; les masses de ce tissu sont découpées par des travées scléreuses en abondance variable et parcourues par des vaisseaux nombreux et faibles.

La muqueuse qui les recouvre est infiltrée de leucocytes migrateurs jusque dans ses couches épithéliales. Cette structure est expliquée par ce fait que les végétations résultent de l'hypertrophie de la masse de follicules clos, placés au sommet et à la face postérieure du rhino-pharynx, et qui envoient des prolongements dans la fossette de Rosenmuller et à l'orifice des trompes d'Eustache; cette infiltration diffuse porte le nom d'*amygdale pharyngienne*.

Bactériologie. — Les végétations adénoïdes sont recouvertes de *microbes* nombreux, mais probablement peu actifs, sauf les périodes d'inflammation aiguë.

Fréquemment leur inoculation au cobaye détermine la tuberculose (Dieulafoy), ce qui s'explique moins par la tuberculose de ces organes que par la présence accidentelle des bacilles de Koch à leur surface, où ils ont été apportés par l'inhalation.

Pathogénie. — Actuellement, on admet que les végétations adénoïdes représentent un cas particulier du lymphatisme, c'est-à-dire de la réaction lymphatique exagérée de certains sujets aux infections. Cette localisation spéciale pourrait être expliquée par les infections rhino-pharyngées. Les déformations osseuses que l'on constate chez les adénoïdiens sont sous la dépendance de l'obstruction nasale.

Cependant quelques auteurs ont soutenu la théorie de l'étroitesse primitive du squelette facial.

Symptômes. — Symptômes fonctionnels. — L'*obstruction nasale* donne le tableau symptomatique. Au repos, elle est peu évidente : l'enfant a seulement la *bouche entr'ouverte ;* pendant l'effort, au contraire, l'*essoufflement* se produit facilement. Pendant la nuit, l'enfant *ronfle* au point d'incommoder ses voisins; les conséquences peuvent être plus sérieuses : étouffé, l'enfant s'éveille en sursaut, en proie à des cauchemars.

Les *troubles phonatoires* sont manifestes : la voix est sourde, de registre peu étendu, souvent voilée par de l'enrouement laryngé. Les voyelles composées sont prononcées comme A et O (contraire de la voix nasonnée); M est prononcé comme B, et N comme D.

A l'*auscultation*, le murmure vésiculaire est diminué dans les deux poumons.

Signes physiques. — *L'inspection* de la gorge permet de reconnaître un écoulement muco-purulent contre la paroi du pharynx ; ce n'est qu'exceptionnellement que les végétations sont assez grosses pour déborder le voile du palais.

La *rhinoscopie antérieure* donne peu de résultats, car les fosses nasales sont étroites et obstruées souvent par le coryza hypertrophique.

La *rhinoscopie postérieure* montre que les voies sont obstruées en partie par une masse rosée appendue à la voûte; on peut d'ailleurs distinguer une forme circonscrite (hypertrophie de l'amygdale pharyngienne) et une forme disséminée (végétations adénoïdes).

La principale indication est donnée par le *toucher naso-pharyngien*. L'enfant étant solidement maintenu assis, l'opérateur, placé sur le côté droit de l'enfant, introduit son doigt aseptisé et muni d'un protecteur à sa base. Sans balayer la luette, le doigt passe derrière le voile et se recourbe en crochet. Normalement on pénètre dans une cavité, qui est spacieuse, ou tout au moins dont les parois contractées sur le doigt sont fermes et presque libres. Quand il existe des végétations adénoïdes, on a une sensation comparable à celle que donneraient des *vers de terre*.

Le toucher permet de bien préciser le volume des végétations et de reconnaître les parties qu'elles ont envahi. Le doigt retiré est couvert de *parcelles* de ces végétations, et teinté de *sang*.

Symptômes de voisinage. — Ils portent sur les cavités de la face et sur les muqueuses qui les recouvrent.

Les *amygdales palatines* sont souvent hypertrophiées ; tous les troubles qu'on leur attribuait autrefois sont dus aux végétations adénoïdes.

La *rhinite hypertrophique* est fréquente ; c'est un élément important d'obstruction nasale.

Les troubles de l'odorat et de la gustation sont rarement recherchés.

C'est l'*oreille* surtout qui attire l'attention, et elle est prise dans 30 à 80 pour 100 des cas. Tantôt c'est une surdité légère, qui est qualifiée d'inattention ; tantôt c'est l'otite sèche, avec ses graves conséquences; tantôt l'otite moyenne suppurée, avec tous ses dangers.

Déformations. — Le *facies* est spécial : le nez est mince et court, large de la base.

Les pommettes sont peu saillantes et se continuent directement avec la paupière inférieure.

La lèvre supérieure est grosse et paraît trop courte pour rejoindre l'inférieure, la bouche reste entr'ouverte.

La *voûte palatine* est creuse, étroite ; les dents sont mal implantées et chevauchent souvent.

Le *thorax* ressemble à celui du rachitique, à part

le chapelet : saillie en carène, embarrures sous-mammaires, évasement inférieur.

Aussi toute la *nutrition* est-elle languissante, les membres sont grêles et le teint peu coloré.

Troubles éloignés. — Outre cette influence sur la *nutrition*, on a mentionné des troubles très disparates : céphalée, hystérie, chorée, terreurs nocturnes, incontinence nocturne d'urine, laryngite striduleuse, asthme, toux simple ou coqueluchoïde. La cause n'a pu en être reconnue que par l'influence du traitement.

Marche. — La marche des végétations adénoïdes est torpide; souvent elle est entrecoupée de paroxysmes d'une durée de quelques jours qui correspondent à une poussée aiguë d'*adénoïdite* : les troubles respiratoires et auriculaires s'accentuent, le pharynx est couvert de mucosités; au toucher, les végétations paraissent plus volumineuses.

Terminaisons. — La guérison véritable est plus rare que la tolérance relative qui s'établit quand le sujet arrive à l'âge adulte; il n'en reste pas moins exposé aux complications auriculaires.

Formes. — Selon la prédominance de certains *symptômes*, on a distingué la forme respiratoire, la forme auriculaire, la forme mixte; la forme auriculaire sans symptômes respiratoires nets est d'un haut intérêt diagnostic.

Chez le *nourrisson*, prédominent les troubles respiratoires : cornage, difficulté de l'allaitement, réveil en sursaut, toux coqueluchoïde, spasme de la glotte. La surdi-mutité peut être la conséquence des végétations méconnues à cet âge.

PRONOSTIC. — Les *déformations osseuses* et la *surdité* feraient des végétations adénoïdes une affection grave, si le traitement n'avait sur elles une action aussi efficace. Néanmoins, en cas d'intervention trop tardive, les complications guérissent avec difficulté.

DIAGNOSTIC. — Si, dans tous les cas de troubles respiratoires, d'otite moyenne suppurée, d'anomalies dentaires, de laryngite chronique, on examine le naso-pharynx, les végétations adénoïdes ne passeront jamais inaperçues. L'erreur ordinaire consiste en effet à ne pas rattacher ces complications à leur maladie causale.

Les signes physiques imposent le diagnostic.

Le *polype naso-pharyngien* atteint les garçons, se développe après 15 ans ; les hémorragies, la dureté de la tumeur empêchent l'erreur.

Les *polypes muqueux* sont arrondis et limités.

TRAITEMENT. — On prépare préalablement le sujet par des soins antiseptiques des fosses nasales (pommade mentholée, ou résorcinée).

L'*ablation* se fait au cours de l'anesthésie par le bromure d'éthyle, soit avec une pince emporte-pièce, soit avec la curette spéciale.

Il est bon de la faire suivre, pendant quelques semaines, de *badigeonnages iodés* du naso-pharynx.

C'est ensuite qu'on pourra s'occuper du *traitement général* ou de celui des *complications*.

XVIII. — HYPERTROPHIE DES AMYGDALES

Étiologie. — Ce qui est dit au chapitre *Végétations adénoïdes* pourrait être répété ici; comme causes déterminantes, il faut noter plus spécialement les *fièvres éruptives*, qui s'accompagnent de stomatite et d'angine. A leur tour, les amygdales hypertrophiées prédisposent à ces infections.

Le *lymphatisme* domine toujours les autres causes.

Anatomie pathologique, bactériologie, pathogénie. — Elles ne présentent rien de particulier.

Symptômes. — Signes physiques. — Ici le toucher du pharynx est une méthode qui donne peu d'indications nouvelles; comme elle est en outre désagréable, on peut ne pas en user.

L'*inspection* avec l'abaisse-langue est la méthode de choix; il est utile de ne pas faire pénétrer trop loin l'instrument pour éviter les nausées, à moins que ce soit le seul moyen d'obliger l'enfant à ouvrir la bouche.

Le *volume* se rapproche de celui d'une cerise ou d'une amande verte. Les amygdales sont toutes deux hypertrophiées, le plus souvent l'une d'elles l'est d'une façon prédominante. La couleur est rosée et assez pâle en dehors des poussées inflammatoires.

La *surface* est lisse, ou au contraire tomenteuse, suivant les cas.

La *forme* est des plus variables et doit être examinée avec soin. Certaines amygdales sont *pédicu-*

lées, arrondies et proéminent vers l'isthme du gosier, qu'elles rétrécissent notablement. D'autres sont étalées dans le sens antéro-postérieur et écartent l'un de l'autre les deux piliers (*amygdale enchatonnée*); cette hypertrophie passerait inaperçue si on ne déterminait par une nausée la contraction des piliers; le postérieur, se contractant plus violemment, fait alors présenter à l'amygdale sa face médiane.

Des *adhérences* peuvent s'établir entre l'amygdale et les piliers, qui rendent difficile l'ablation et prédisposent aux phlegmons péri-amygdaliens. Ces adhérences sont surtout fréquentes à la suite des amygdalites, qui se produisent au cours de l'hypertrophie dure (voir *Formes*).

Signes fonctionnels. — Ces symptômes ont été longtemps exagérés, quand on ne connaissait pas les végétations adénoïdes. Nous ne décrirons que ceux qui ont été dûment constatés en l'absence de ces dernières.

La *déglutition* est quelquefois troublée; légère dysphagie, quand l'enfant se presse trop pour manger.

La sensation de corps étranger est rare; les *nausées* sont plus communes; souvent, elles apparaissent quand le malade ouvre largement la bouche (bâillement, examen de la gorge).

Troubles respiratoires. — Le ronflement, la toux quinteuse pendant la nuit attirent souvent l'attention.

Troubles phonatoires. — La voix est sourde,

les consonnes labiales sont mal prononcées ; la fatigue du larynx est fréquente et a été expliquée par les adhérences au pilier postérieur.

Troubles auriculaires. — Ils sont assez rares, et rappellent ceux qu'on rencontre au cours des végétations adénoïdes.

L'influence sur l'*état général* est moins accentuée que celle des végétations.

Végétations adénoïdes. — Contrairement à ce qui peut se produire chez l'adulte, il est exceptionnel, chez l'enfant, que l'hypertrophie des amygdales ne s'accompagne pas de végétations adénoïdes ; par contre, l'hypertrophie de l'amygdale pharyngienne seule est fréquente.

Marche. — La marche est insidieuse, quelquefois entrecoupée d'angines ; mais, dans la plupart des cas, les enfants se plaignent très peu de la gorge, et l'hypertrophie est isolée de tout autre symptôme.

Terminaisons. — La puberté amène souvent une atténuation notable de l'hypertrophie.

Formes. — Nous avons décrit la *forme molle*, forme adénoïde, très spéciale à l'enfance.

Pendant l'adolescence, on peut voir se développer deux variétés qu'on rencontre chez l'adulte. La *forme dure* est caractérisée par les poussées d'amygdalite, par la dureté de la tuméfaction, par la couleur plus foncée, par sa persistance indéfinie.

L'*amygdalite lacunaire chronique* est caractérisée par un piqueté blanc formé par les issues des cryptes amygdaliennes, par des alternatives de turgescence et de flaccidité dues aux produits que renferment ces cryptes.

Pronostic. — Il serait tout à fait bénin, si l'hypertrophie molle n'était presque un symptôme de végétations adénoïdes.

Les autres variétés peuvent déterminer des phlegmons amygdaliens et péri-amygdaliens, dont la répétition constitue une vraie infirmité.

Diagnostic. — Il s'impose chez l'enfant. Le *lymphadénome* se reconnaît à la marche rapide et à l'atteinte des ganglions.

Il faut surtout ne pas méconnaître les végétations adénoïdes qui peuvent accompagner l'hypertrophie des amygdales palatines.

Traitement. — Chez le jeune enfant, le seul traitement possible est l'*ablation* à l'amygdalotome en une seule séance et sans anesthésie.

Chez les enfants plus âgés, et surtout quand l'amygdale a contracté des adhérences, on peut recourir à l'*acupuncture* et à la *discision* par un crochet spécial qu'on fait pénétrer dans les orifices des cryptes dilatés.

XIX. — CORPS ÉTRANGERS DE L'OREILLE

Étiologie. — Les corps étrangers qu'on rencontre le plus fréquemment dans l'oreille des enfants sont les graines, les cailloux, le papier et les insectes.

Symptômes. — *Symptômes locaux*. — Ce qu'il faut avant tout savoir, c'est que la présence du corps étranger ne détermine *jamais de réaction* pendant les premiers mois. Celle-ci est consécutive à des manœuvres intempestives. La conséquence thérapeutique est importante, car les corps étrangers pourront être extraits par des manœuvres patientes et espacées déterminant le minimum de dommage.

Signes physiques. — Après l'inspection directe, l'otoscope et le miroir frontal devront être les premiers moyens d'exploration. La rectitude du conduit auditif est assurée, quand on tire le pavillon en haut et en arrière.

L'exploration au stylet doit être faite avec prudence.

Ces méthodes permettent de se rendre compte de la présence (souvent douteuse), de la situation, du volume, de la forme et de la consistance du corps étranger. Certains objets peu volumineux peuvent se loger dans le récessus épi-tympanique et devenir difficilement accessibles.

Complications. — *L'otite externe* succède presque toujours aux manœuvres pratiquées antérieurement. On l'a vue déterminer l'infection de l'oreille moyenne et la pyohémie. Même dans les cas bénins, il peut se produire un gonflement de la peau du conduit, qui rend l'extraction impossible par les moyens naturels.

L'enclavement par rétrécissement du conduit auditif est exceptionnel.

Quelquefois, des *troubles réflexes* variés ont accompagné la présence de corps étrangers : toux, attaques convulsives, paralysie. A part la toux, ces phénomènes peuvent être rattachés à l'hystérie; c'est dire qu'ils n'atteignent que des prédisposés. Leur rareté est assez grande pour qu'on puisse les négliger en pratique.

DIAGNOSTIC. — Il faut, dans tous les cas, ne pas croire les assertions de l'entourage, et ne tenter l'extraction par des instruments que *quand on a vu* l'objet.

Dans quelques cas rares, le corps étranger est *méconnu* et extrait plusieurs années après son introduction.

TRAITEMENT. — On commence par essayer de *provoquer la chute* du corps étranger en plaçant l'enfant dans une position convenable.

Ensuite, sans s'inquiéter si le corps étranger est po[illegible]ux, on pratique une *irrigation* de plusieurs litres d'une eau stérile; il est exceptionnel que les corps étrangers ordinaires résistent à ce moyen.

En cas d'échec, et sans qu'il y ait urgence, on peut pratiquer l'*extraction*, en se servant toujours du miroir, et au besoin pendant l'anesthésie : des matières adhésives (collodion, glue), des crochets et des pinces de forme appropriée peuvent être employés. S'il s'agit d'un insecte, il faut au préalable l'endormir, en plaçant un tampon imbibé de chloroforme à l'entrée du conduit.

En cas d'échec des précédents moyens, et d'urgence seulement s'il y a suppuration, on pratique le *décollement* du pavillon par une incision faite exactement dans le sillon rétro-auriculaire.

XX. — OTITES MOYENNES AIGUES

Étiologie. — Les infections de l'oreille, si *fréquentes* chez l'enfant, succèdent toujours à des atteintes du naso-pharynx : chroniques, telles que les *végétations adénoïdes*, le coryza hypertrophique ; — ou *aiguës*, telles que les coryzas consécutifs à la *rougeole*, à la *grippe*, à la *scarlatine*, à la *diphtérie*, à la *pneumonie*, à la *fièvre typhoïde*. L'otite aiguë tient sous sa dépendance un grand nombre des *formes dites « cérébrales »* de toutes ces maladies.

Bactériologie. — Le *pneumocoque* et le *streptocoque*, hôtes constants de la bouche et du pharynx, se retrouvent, l'un ou l'autre, dans ces cas. Les associations avec les staphylocoques, les pneumo-bacilles, les tétragènes, peuvent se produire.

Symptômes. — *Signes fonctionnels*. — La *surdité unilatérale*, reconnue par l'épreuve de la montre ou par la parole, en ayant soin d'obturer alternativement l'une ou l'autre oreille ; — la *douleur* lancinante, intense, surtout nocturne ; — les *bruits subjectifs* (bourdonnements, sifflements) sont des symptômes dont on doit se passer dans la plupart des cas chez les enfants.

Dans les cas douteux, où le diagnostic a besoin d'être établi, on peut recourir à l'*épreuve de Polit*-

zer (insufflation à la poire), qui, en augmentant la tension intra-auriculaire, détermine une douleur violente et oblige l'enfant à porter la main à l'oreille atteinte.

Signes physiques. — A l'otoscope, le tympan apparaît dépoli, injecté, repoussé, et modifié dans sa couleur et dans sa transparence (manche du marteau moins visible).

Si l'enfant est particulièrement docile, on peut pratiquer l'insufflation, en faisant le cathétérisme de la trompe d'Eustache; à l'otoscope, on entend un gargouillement caractéristique d'une otite exsudative.

Symptômes généraux. — Légers dans les cas d'exsudation séreuse, ils peuvent atteindre une acuité extrême quand le liquide est ou devient purulent : céphalée, coma ou délire, vomissements, raideur de la nuque, etc. En un mot ils constituent un *tableau méningitique* complet.

La température, quand il y a suppuration, peut atteindre 40°.

MARCHE. — La *résorption*, ou plutôt l'évacuation par la trompe, rend compte des cas de guérison survenus sans écoulement externe.

La *perforation du tympan* s'accompagne de la chute immédiate de la douleur et des symptômes généraux. Un écoulement sanguin, auquel succède aussitôt un écoulement *séreux* ou *purulent*, en est la traduction visible; le pus est crémeux et secrété les premiers jours en assez grande abondance pour tacher l'oreiller.

A l'otoscope, on constate une perforation siégeant de préférence dans la partie antérieure; quelquefois, pour la reconnaître, il faut avoir recours à l'épreuve de Valsalva (effort d'expiration en fermant la bouche et en pinçant les narines), ou à l'épreuve de Politzer (insufflation à la poire pendant un mouvement de déglutition), ou mieux encore à l'insufflation après cathétérisme de la trompe d'Eustache.

Durée. — La durée moyenne est de 2 à 3 semaines.

Terminaisons. — La *guérison* peut survenir avec ou sans suppuration extérieure. Quand il y a suppuration, celle-ci change de caractère vers la fin de la maladie : le pus est plus épais, puis muqueux. L'ouïe se rétablit complètement.

La *suppuration chronique* peut succéder à la phase aiguë que nous avons décrite.

Complications. — Outre les accidents de *méningisme* ci-dessus décrits, on peut observer la véritable *méningite* et la *thrombo-sinusite*, rarement la mastoïdite, et exceptionnellement l'abcès du cerveau.

Pronostic. — Ces complications sont rares ; dans la majorité des cas, les seuls éléments sombres du pronostic sont la *persistance* de la suppuration et les *troubles de l'ouïe*.

Diagnostic. — Souvent l'otite moyenne aiguë est *méconnue;* aussi faut-il de parti pris examiner l'oreille des enfants atteints d'une des maladies ci-dessus énoncées, et redoubler d'attention en présence du moindre phénomène méningitique, ou quand il y a une élévation de température pendant la convalescence.

Les *douleurs dentaires* se reconnaissent à l'examen de la bouche et au résultat négatif de l'exploration de l'appareil auditif.

L'otite est-elle *suppurée ?* L'élévation de la température, l'intensité de la douleur, l'injection notable du tympan sont les signes de probabilité.

TRAITEMENT. — *Prophylaxie.* — L'antisepsie nasale par le nettoyage externe et par les pommades est le meilleur moyen que nous possédions pour éviter les complications auriculaires des rhino-pharyngites.

Les injections nasales doivent absolument être proscrites, sauf le cas d'écoulement nasal purulent.

Curatif. — Après l'essai des moyens anodins, et d'urgence dans les cas graves, la *paracentèse du tympan* s'impose, que l'exsudat soit séreux ou purulent. La paracentèse se pratique avec un couteau spécial, une aiguille à cataracte ou même une aiguille de Reverdin ; on choisit le quadran antér-inférieur. L'anesthésie par le bromure d'éthyle est quelquefois nécessaire.

Quand l'écoulement est établi, on pratique des *irrigations* plusieurs fois par jour, et on place un *pansement* occlusif en permanence. Comme topique, au début, la glycérine ou l'huile phéniquées à 1/30, et finalement des poudres antiseptiques à l'acide borique ou à l'iodoforme.

XXI. — OTORRHÉE CHRONIQUE

Étiologie. — Les causes qui déterminent la chronicité de la suppuration peuvent tenir soit à l'*état scrofuleux* du sujet, soit à la *persistance de la cause*, telles que végétations adénoïdes, coryza chronique, etc.

Bactériologie. — Aux microbes, dont nous avons parlé à propos de l'otite aiguë, viennent s'adjoindre des *microbes anaérobies*, qui donnent au pus sa fétidité et peut-être un surcroît de virulence.

Symptômes. — L'otorrhée chronique débute par une otite aiguë plus ou moins bruyante.

L'*écoulement* purulent est le principal symptôme. Le pus est secrété en abondance variable, mais cette quantité ne doit pas varier très rapidement d'un jour à l'autre, sous peine de complications.

L'aspect est tantôt séreux, tantôt purulent ; on y trouve quelquefois des débris épithéliaux sans grande valeur ; d'autres *matières surajoutées* ont une grande importance : stries sanglantes, qui peuvent indiquer la présence d'un polype ou faire craindre une ulcération vasculaire, — lamelles brillantes, symptomatiques d'un cholestéatome ; — lamelles osseuses traduisant la carie du rocher.

Ce pus est ordinairement d'une *grande fétidité*, qui rappelle celle que répandent les fistules anales.

Les *signes fonctionnels* sont nuls en l'absence de pus.

Examen otoscopique. — *L'acuité auditive* est diminuée ; les enfants sont souvent accusés d'inattention, jusqu'au jour où on découvre la cause qui les empêchait d'entendre.

Le *diapason* placé sur le vertex ou sur le mastoïde est mieux perçu du côté le plus atteint, sauf le cas de lésions bilatérales, où il y a égalité, et le cas de lésions labyrinthiques, où la formule est inverse.

L'*épreuve de Valsalva* (mouvement d'expiration forcée pendant qu'on pince les narines) détermine un gargouillement caractéristique perçu par le malade, ou facilite la recherche de la perforation à l'otoscope. En tous cas, ce résultat est obtenu plus sûrement par l'insufflation après cathétérisme de la trompe d'Eustache.

L'*otoscope*, mis en place après une irrigation, permet de reconnaître la *perforation* petite ou grande, unique ou multiple : la situation de la perforation est importante : en particulier, l'atteinte de la membrane de Schrapnell indique une suppuration de l'attique (logette des osselets), d'une gravité particulière.

Marche. — Elle peut être continue, ou interrompue par des paroxysmes déterminés par la *rétention du pus.* Dans ces cas, spontanément ou à la suite d'un refroidissement, d'un coryza, l'écoulement cesse brusquement ; la douleur apparaît, lancinante et à recrudescence nocturne ; la température s'élève. Quelquefois des vomissements et des vertiges indiquent la participation de l'oreille interne, tout au moins par réflexe, congestion ou compression. Ces phénomènes peuvent s'amender ou devenir les prodromes d'une mastoïdite.

Cette rétention peut être causée par l'obturation de la perforation, par un polype, par un cholestéatome.

DURÉE. — Elle est des plus variables.

TERMINAISONS. — La *guérison*, avec ou sans surdité, la persistance indéfinie peuvent se rencontrer. Enfin le malade peut mourir d'une *complication*.

COMPLICATIONS. — **Polype.** — Il se traduit par des hémorragies répétées et peut déterminer la rétention de pus. On le reconnaît à l'examen otoscopique. Ce qu'on rencontre encore plus fréquemment que les vrais polypes, ce sont des *fongosités* grisâtres ; leur pronostic est grave, car elles sont symptomatiques de carie osseuse.

Cholestéatome. — En plus de phénomènes analogues aux précédents, il se traduit par l'écoulement intermittent de lamelles brillantes. C'est une masse butyreuse, formée d'amas épidermiques, qui dissèque le rocher à la façon d'un néoplasme et peut déterminer des perforations (*méningite, thrombo-sinusite*) ou des *hémorragies*.

Carie du rocher. — Elle se traduit par l'élimination de parcelles osseuses, par la fétidité particulière du pus, par la repullulation des polypes après leur ablation. Quelquefois il existe des fistules multiples autour du conduit auditif, ou un affaissement de ce dernier.

Outre les *complications septiques*, le grand danger est l'*hémorragie*, d'abord simple suintement sanguin, puis hémorragie foudroyante. A l'autopsie, on trouve quelquefois l'atteinte de la jugulaire, plus souvent celle de l'artère stylo-mastoïdienne.

La *paralysie faciale* [illegible] symptomatique de cette grave lésion, quand elle [illegible]paraît au cours de l'otorrhée chronique. Au cour[illegible] [illegible]'une otite aiguë, elle serait d'un pronostic moins [illegible]rave pour elle-même et pour la lésion causale, qui peut être alors légère.

Les *lésions labyrinthiques* comportent un pronostic analogue. On les reconnaît à l'atteinte de la perception des sons du diapason vertex ; quelquefois, elles s'imposent par des signes fonctionnels bruyants : vomissements, état vertigineux déterminant la chute brusque avec sensation de tournoiement et bruits subjectifs intenses (syndrome de Ménière).

Méningite. — Causes. — La méningite peut résulter de la transmission de la suppuration par la fissure pétrosquameuse du *tegmen tympani* (suppuration de l'attique), par l'aqueduc de Fallope. Dans d'autres cas, elle résulte d'un cheminement anormal du pus (mastoïdite), d'un cholestéatome, d'une carie du rocher, d'un abcès intracrânien.

Symptômes. — Tantôt il s'agit de cas *aigus* avec délire, état convulsif et vomissements, suivis rapidement de coma ; tantôt de *cas subaigus* rappelant la méningite tuberculeuse par les troubles des yeux et du pouls.

Dans certains cas heureux (*méningisme*), tout disparaît quand le pus a repris son cours normal.

Thombosinusite. — C'est une complication rare dans l'enfance ; elle succède à des suppurations anciennes.

Anatomie pathologique. — Cette infection se fait ordinairement par l'issue des fongosités ou de la suppuration à travers des orifices osseux.

Pathogénie. — Que l'atteinte du sinus soit rapide, on assiste à la production de pyohémie par déversement des produits septiques dans le sang ; — que l'atteinte soit lente, il se forme une thrombose sans grand dommage, autre que des troubles circulatoires ; mais si le caillot formé contient des germes nombreux et virulents, il progresse tout en donnant lieu à la pyohémie.

Symptômes. — *Symptômes locaux.* — Très inconstants ; ils résultent de la gêne de la circulation locale.

Thrombose du sinus latéral : œdème de la région temporo-mastoïdienne.

Thrombose du sinus caverneux : paralysies oculaires, exophtalmie d'abord unilatérale, puis bilatérale ; tardivement œdème et phlyctènes de la face.

La jugulaire interne est quelquefois sentie sous forme d'un cordon dur, qui émerge du sterno-mastoïdien.

Symptômes généraux. — Ce sont ceux de la

pyohémie : accès fébriles irréguliers rappelant les accès paludéens, teint terreux ou ictère hémaphéïque, état adynamique, diarrhée.

La fin prochaine est indiquée par des localisations septiques à distance : endocardite, pleurésie purulente, arthrites, abcès gangréneux du poumon.

La mort est la terminaison constante.

Abcès intracrâniens. — Ils sont plus rares chez l'enfant que chez l'adulte ; c'est aussi une complication des cas anciens.

Anatomie pathologique. — Un *abcès extradure-mérien*, ou tout au moins une perforation osseuse avec un amas de fongosités est ordinairement la première étape de la suppuration intracérébrale ; quelquefois c'est le sinus thrombosé (abcès cérébelleux).

De là part une *traînée* de tissu cérébral plus ou moins atteint, qui conduit sur l'abcès ; quelquefois (abcès ancien) cette traînée est presque totalement effacée et l'abcès paraît isolé ; pour peu que l'otorrhée soit guérie de ce côté et que l'autre oreille soit prise, on a alors dans ce cas l'*abcès croisé*.

L'*abcès* lui-même a un volume variant de celui d'une noisette à celui d'une mandarine ; la paroi est dure dans les cas anciens, molle et tomenteuse quand la formation a été rapide.

Le *pus* est bien lié, vert franc et souvent fétide.

Symptômes. — Tantôt il y a seulement des symptômes de *méningite*, ne permettant pas le diagnostic.

Tantôt il existe des symptômes d'*hypertension*

intracrânienne, qui ne sont pas proportionnés à l'état général, que comporterait une méningite simple : céphalée intense, continue, empêchant le sommeil; vomissements, ralentissement du pouls, pertes de connaissance avec tendance au coma, stase papillaire.

Tantôt, et exceptionnellement, il y a des *signes en foyer :* abcès du lobe temporal : aphasie sensorielle quand l'abcès siège à gauche; — abcès du lobe frontal : épilepsie jacksonnienne et hémiplégie, aphasie de Broca ; — abcès cérébelleux : état vertigineux, vomissements, exagération des réflexes, hyperthermie.

La *douleur* est quelquefois localisée au point exact de l'abcès, où l'on peut la réveiller par la pression.

Marche. — Elle est irrégulière et dépend du siège de l'abcès.

Terminaison. — La mort est constante et survient tantôt avec de la méningite, tantôt dans le coma, tantôt au milieu d'un état pyohémique.

Mastoïdite. — Étiologie. — La mastoïdite, plus fréquente au cours des suppurations déjà anciennes, peut néanmoins se produire pendant les phases initiales.

Causes prédisposantes. — Les suppurations de l'attique drainées plus difficilement que les autres, et très rapprochées de l'*aditus ad antrum*, se compliquent souvent de mastoïdite.

Causes déterminantes. — La rétention du pus, quand elle est de quelque durée, peut donner naissance aux complications intracrâniennes ou à la mastoïdite. On voit quels peuvent être les effets d'une ouverture insuffisante du tympan, d'un polype ou d'un cholestéatome.

Symptômes. — Le début est annoncé par des signes de rétention de pus (voir plus haut), qui n'attirent pas nécessairement l'attention vers la mastoïde.

Rapidement apparaît une douleur caractéristique, mais qui ne se manifeste que par une exploration convenable : la pression provoque une douleur atroce *au niveau de l'antre.*

Les jours suivants, l'évolution du pus est des plus diverses : vers la voûte de l'antre et par la fissure pétrosquameuse dans la fosse cérébrale (*abcès temporal*); — vers le sinus (thrombosinusite et abcès cérébelleux); — vers la pointe de la mastoïde et dans le sternomastoïdien (*mastoïdite de Bezoldt*); — enfin et plus souvent vers la peau : c'est la *mastoidite typique* (voir figure 1).

Dès lors la région est déformée : le sillon rétro-auriculaire effacé, le pavillon de l'oreille *déjeté* en dehors et en bas par une masse; la peau, d'abord œdématiée, puis rosée; finalement se forme l'*abcès mastoidien*.

Terminaisons. — A moins que le malade n'ait succombé à une infection intracrânienne ou sanguine, il se forme des *fistules*, qui persistent jusqu'au jour où on intervient.

La résolution est possible, mais elle est rare, et elle n'est souvent pas définitive.

Pronostic. — La plupart des otorrhées traînan-

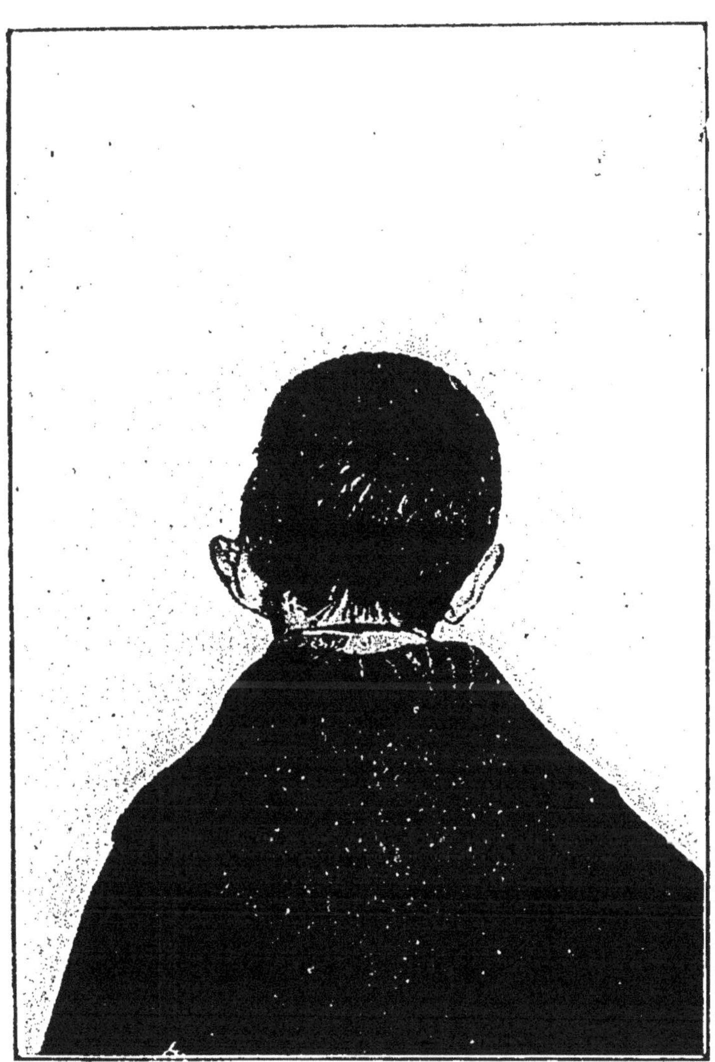

Fig. 1. — Mastoïdite gauche.

tes ne présentent pas de complications. Mais sitôt qu'il s'est produit une seule fois une alerte, ou si on

R.F.

a découvert les éléments d'une complication (carie, polypes, cholestéatomes) ; le pronostic s'assombrit brusquement assez pourque toute intervention radicale devienne justifiée.

Le pronosticpeut aussi se tirer du *siège :* les suppurations de l'attique sont plus graves tant au point de vue des complications cérébrales que de la *fonction auditive* (synéchies des osselets).

Diagnostic. — Toute la difficulté consiste à prévenir les *complications*. Quand des accidents de rétention de pus se produisent, à quelle cause les rattacher et quels en seront les effets ?

La *Cause :* rechercher les polypes, les cholestéatomes, vérifier si la perforation tympanique est suffisante.

Les *Effets :* ou bien les effets seront nuls, et l'alerte sera suivie de *guérison*, la cause étant traitée;

Ou bien *l'évolution est externe :* le point douloureux de l'antre n'est qu'un signe de probabilité, l'œdème inflammatoire entraîne la certitude. Mais c'est une évolution, qu'il faut prévenir par la trépanation de l'antre. Chez l'enfant, en l'absence d'indications précises, le début passe souvent *inaperçu ;*

Ou bien *l'évolution intracrânienne*. En clinique, il est impossible de distinguer méningite, thrombosinusite et abcès intracrânien, à part des cas exceptionnels. L'évolution intracrânienne devra être soupçonnée, quand l'amélioration ne suivra pas immédiatement le traitement otologique; ce soupçon commande l'intervention.

TRAITEMENT. — **Otorrhée simple** (sans polype, ni cholestéatome, ni carie, ni hémorragie, ni paralysie faciale, ni surdité labyrinthique, ni température).

1° *Rechercher la cause* et la traiter (végétations adénoïdes, rhinites chroniques);

2° *Traiter l'otorrhée: lavages*, au moyen d'un bock, avec des antiseptiques non toxiques, car le liquide peut refluer par la trompe d'Eustache.

Topiques: 1° pendant un mois, instillations d'huile phéniquée à 1/20; 2° ensuite traitement sec par l'alcool boriqué saturé et les poudres antiseptiques.

Polypes et fongosités. — Ablation instrumentale.

Otorrhée persistante. — 1° curettage de la caisse; 2° ablation des osselets.

Enfin *opération de Stacke;* celle-ci doit être pratiquée d'emblée dans le cas de carie, de paralysie faciale, de fistules, de cholestéatomes.

Le but à atteindre est l'ouverture de l'attique, résultat qu'on obtient en abattant la paroi externe (mur de la logette des osselets). Pour l'incision voir le traitement de la *mastoïdite*. Le résultat à obtenir est l'ouverture de l'attique, de l'aditus, de l'antre avec ses cellules; l'ordre suivi est des plus variables et suivant les chirurgiens, attique, aditus ou antre sont ouverts en premier.

Le point délicat est l'ouverture de l'aditus; c'est pour cette partie que Stacke a inventé son protecteur, qui garantit en bas le coude du facial et en dedans le canal semi-circulaire horizontal.

Accidents fébriles. — L'ablation d'un polype, la paracentèse du tympan peuvent suffire dans quelques cas. En cas d'échec des moyens précédents, il faut sans tarder recourir à la *trépanation de l'antre, opération d'urgence*, que doit savoir faire tout médecin.

Ce qu'il ne faut pas faire. — On a préconisé, dans le cas de mastoïdite à évolution externe, le traitement médical par la glace ou les sangsues, l'incision précoce jusqu'à l'os ; tous ces moyens peuvent amener un soulagement immédiat, qui n'a d'autre effet que de laisser évoluer sans défiance les complications profondes beaucoup plus graves.

La simple incision superficielle d'un abcès mastoïdien est à proscrire pour la même raison, de même la recherche du foyer en suivant un trajet fistuleux. L'ouverture de l'antre doit être une *opération réglée* et appliquée systématiquement à tous les cas ; c'est seulement ensuite qu'on peut être appelé à d'autres trépanations.

Incision. — Dans le sillon rétro-auriculaire et jusqu'à l'os d'emblée ; on rugine le périoste et on ne place qu'ensuite les pinces hémostatiques. Le pavillon de l'oreille, ruginé jusqu'à son insertion, est récliné en avant.

Repères et rapports. — Crête sus-mastoïdienne, qui prolonge le bord supérieur de l'arcade zygomatique : au-dessus, c'est la fosse cérébrale ; au-dessous, le rocher, et en arrière, la fosse cérébelleuse.

Suture pétrosquameuse externe, bissectrice de la mastoïde : en avant, c'est le rocher avec l'antre et le facial ; en arrière, c'est la fosse cérébelleuse.

Facial : descend appliqué contre le conduit auditif, de telle sorte qu'on peut l'éviter en n'attaquant pas plus près de 3 à 5^{mm} de celui-ci. En haut, il est plus profond que l'aditus ; en bas, à partir de la mi-hauteur du conduit auditif, il est plus superficiel que l'antre.

Sinus latéral : il descend derrière le tiers moyen de la mastoïde, s'approche rarement dans le tiers antérieur, et alors il est toujours plus profond que l'antre, qu'on doit traverser pour l'atteindre.

Antre : chez le nouveau-né, il est au-dessus du quadran postéro-supérieur du conduit auditif ; chez l'adolescent, en arrière de ce quadran ; son centre est à 7^{mm} du conduit auditif ; sa profondeur des plus variables, de 0 à 27^{mm}.

Quelquefois et principalement au-dessous de 4 ans la situation de l'antre est indiquée par une *tache vasculaire*.

Plus tard, apparaît l'*épine rétroméatique* de Henle, qui indique la limite supérieure de l'antre, et qui s'abaisse comme lui pendant le développement.

Attaque de l'os (fig. 2). — On taille un carré de 10^{mm} de côté (adolescent), de 5^{mm} (au-dessous de 10 ans), situé à 5^{mm} (adolescent), à 3^{mm} (au-dessous de 10 ans) du conduit auditif. En hauteur, son bord supérieur affleure l'épine de Henle.

On commence par les bords antérieur et supérieur, en tenant le ciseau perpendiculaire, et on continue par les bords postérieur et inférieur, en tenant le ciseau incliné.

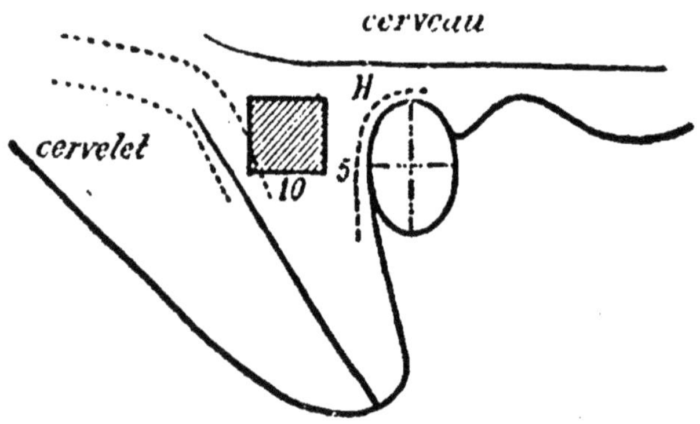

Fig. 2. — Trépanation de l'antre.

On ne s'arrête que quand on trouve la cavité de l'antre.

Pansement. — Ne réunir que partiellement, tamponner le reste et drainer très longtemps.

Une mèche dans le conduit auditif empêche l'atrésie de ce canal.

Accidents. — Section du facial.

Ouverture du sinus : tamponnement avec du catgut ou avec des lanières minces pendant trois jours.

Abcès du cerveau. — Symptômes. — Après la trépanation de l'antre, les symptômes ne cessent pas.

Etant donné que les signes de localisation sont exceptionnels, on ne peut recourir à la trépanation directe. Comme, d'une part, les abcès sont toujours para-otiques, et que, d'autre part, les lésions de l'antre et de la caisse sont toujours profondes, il faut adopter la voie mastoïdienne (1), faire sauter la paroi externe de l'antre; des cellules mastoïdiennes, de l'aditus et au besoin de l'attique. On trouve alors par un *examen minutieux* un pertuis qui conduit sur un abcès extra-dural et de là sur un abcès intracérébral.

Thrombosinusite. — Diagnostic au cours d'une intervention : le sinus sain est violacé, dépressible, et donne du sang à la ponction exploratrice. Le sinus thrombosé est grisâtre, terne et dur.

Ligature de la jugulaire, incision au-dessus, ouverture du sinus et lavage de l'un à l'autre.

XXII. — BLÉPHARITE GLANDULO-CILIAIRE

Étiologie. — C'est une affection d'une grande *fréquence*.

Age. — Elle se rencontre surtout de 3 à 6 ans.

Causes prédisposantes. — Etant donné qu'elle fait partie du cortège des maladies lymphatiques, le *terrain scrofuleux* a été considéré comme cause prédisposante. On peut y joindre la *malpropreté*.

Causes déterminantes. — Mais souvent l'*impétigo*, qui fait partie du même groupe de maladies, coïncide avec la blépharite, ou la précède de quelques semaines ; il est probable que l'infection cutanée est alors une mine inépuisable pour l'infection

(1) Broca, *Anatomie chirurgicale et médecine opératoire de l'oreille moyenne*. Paris, 1901.

des paupières. La conséquence pratique est qu'il faut traiter les deux localisations sous peine d'échec total.

Les *affections nasales* constituent un autre groupe alimentant l'infection par l'intermédiaire du catarrhe lacrymal.

ANATOMIE PATHOLOGIQUE. — La suppuration se cantonne dans les glandes sébacées qui sont annexées aux bulbes des cils, comme les glandes sébacées aux bulbes des poils cutanés.

SYMPTÔMES. — Le bord des paupières est rouge et augmente de volume. Les cils sont agglutinés en petits bouquets par des *croûtes* ; celles-ci forment à la base des cils des masses plus considérables.

En enlevant la croûte, on arrache quelquefois en même temps le cil et on découvre une petite *ulcération* suintante (pustule) ; celle-ci est d'ailleurs inconstante.

Le matin, au réveil, les yeux sont fermés par l'agglutination des fentes palpébrales (yeux miteux).

Dans quelques cas, la lésion est encore plus accentuée : des croûtes épaisses recouvrent les cils ; au-dessus se forment de petits lacs de pus, dont l'issue incomplète entretient et creuse les ulcérations.

MARCHE. — C'est une affection chronique, sujette à des exacerbations en rapport avec le manque de soins et avec l'atteinte de l'état général.

TERMINAISON. — La terminaison constante est la guérison, qui survient tout au moins naturellement par les progrès de l'âge.

COMPLICATIONS. — Quand la suppuration est abondante, et quand les ulcérations ont creusé la base des cils, il peut en résulter une *calvitie* localisée ou totale du rebord palpébral.

Quand la suppuration dure longtemps, il peut se produire une rétraction inflammatoire, qui cause l'*entropion;* celui-ci devient le point de départ de conjonctivites tenaces à cause du trichiasis.

Quand la suppuration est abondante, des plaques d'*eczéma* peuvent se produire à la commissure externe et à la paupière inférieure; le résultat définitif peut être un *ectropion* durable, avec éversion des points lacrymaux et larmoiement consécutif.

Quelquefois, il se forme des furoncles à point de départ sébacé (*orgeolets*), et des furoncles, dont l'origine est dans les glandes de Meibomius; ceux-ci ont une évolution particulièrement lente.

Traitement. — Outre l'*antisepsie* des lésions voisines (impétigo, coryza), il faut commencer par enlever les croûtes par simple friction, afin d'éviter l'arrachement des cils; souvent un cataplasme est nécessaire pour obtenir ce résultat.

Ensuite on enduit les paupières de pommade au *précipité jaune*.

Quand il existe des ulcérations rebelles, on peut les toucher au nitrate d'argent ou à la teinture d'iode.

XXIII. — CONJONCTIVITES CATARRHALES

Étiologie. — *Causes prédisposantes*. — La *scrofule* n'épargne pas plus les muqueuses conjonctivales que les autres muqueuses; en outre, l'apparition des conjonctivites est favorisée par le séjour dans des *lieux humides*, par des *conjonctivites antérieures*.

Dans tous les cas, surtout dans ceux qui sont rebelles ou récidivants, il faut surveiller l'état des *parties voisines :* paupières, fosses nasales.

Dans les formes aiguës, une *cause déterminante* fréquente est la *contagion*.

Bactériologie. — La forme aiguë contagieuse est le plus souvent causée par le *bacille de Weeks*.

Dans les autres cas, la flore microbienne peut être variée.

Symptômes. — Nous prendrons comme type la forme aiguë épidémique, causée par le bacille de Weeks.

Début. — Brusque par une sensation de cuisson.

Etat. — L'enfant accuse une sensation de *picotement* et de graviers dans l'œil; un certain degré de *photophobie* n'est pas rare.

Les paupières sont agglutinées le matin au réveil; les conjonctives sont d'un rouge rosé, avec injection des *vaisseaux* qui se dessinent flexueux.

Le *suintement* est muco-purulent clair; dans les culs-de-sac conjonctivaux existe un filament de mucus concrété.

Marche. — En quelques jours, la maladie entre en voie de décroissance et après une ou deux semaines de suintement nocturne un peu persistant, tout rentre dans l'ordre.

Dans des cas exceptionnels, se produisent des phlyctènes passagères.

Forme chronique. — Elle est caractérisée par la persistance du suintement et de l'injection conjonctivale et par la faiblesse des sensations subjectives: l'enfant est seulement fatigué à la fin de la journée.

La gravité de cet état se tire de la possibilité d'un *ectropion* ultérieur, causé par l'éversion de la muqueuse infiltrée et augmentée de volume.

Diagnostic. — La conjonctivite se reconnaît facilement au suintement et à l'injection des vaisseaux sinueux de la conjonctive.

L'*iritis* s'accompagne de douleurs ciliaires, de paresse de la pupille, de modifications de couleur de celle-ci, d'une injection spéciale des vaisseaux à direction radiée sur lesquels glisse la conjonctive.

La *conjonctivite blennorragique* est caractérisée par la marche grave et par la présence de gonocoques.

Ce qu'il importe de bien déterminer en présence d'une conjonctivite, c'est sa *cause*, afin d'éviter les traitements trop exclusivement locaux voués à l'échec.

Traitement. — Dans tous les cas, il faut prescrire des *lavages* tièdes, boriqués ou autres, très souvent répétés; il est utile de recommander les tampons de coton hydrophile, afin d'éviter l'usage d'éponges, dont la désinfection est impossible.

Dans les cas aigus, *isoler* l'enfant pour soustraire

les autres à la contagion, et prescrire des gouttes de *nitrate d'argent* à 1/100, matin et soir.

Dans les cas chroniques, le *sulfate de zinc* ou l'alun au même titre modifient utilement la muqueuse.

La cause locale et l'état général doivent être traités en même temps.

XXIV. — KÉRATO-CONJONCTIVITE PHLYCTÉNULAIRE

Étiologie. — Elle est analogue à celle de la conjonctivite catarrhale chronique. Rappelons l'influence du *lymphatisme*, de l'*impétigo* et des *rhinites*. Néanmoins, les phlyctènes peuvent se développer sur la conjonctive d'enfants sains en apparence.

Bactériologie. — Les micro-organismes rappellent ceux de l'impétigo (voir *Impétigo*), de telle sorte qu'on peut dire que la kérato-conjonctivite phlycténulaire est l'*impétigo de la conjonctive*.

Symptômes. — Le *siège* ordinaire des phlyctènes. est le diamètre horizontal du globe oculaire.

Leur *nombre* est variable ; il peut n'en exister qu'une, il peut s'en former une multitude entourant la cornée d'un cercle presque complet.

Leur *aspect* est caractéristique : sur la conjonctive au début, c'est une élevure papuleuse, puis le centre devient transparent et s'ulcère en pustule; finalement, c'est une ulcération grisâtre, accompagnée d'un pinceau vasculaire, dont la base est tournée vers la périphérie ; — sur la cornée, la phlyctène est dès le début transparente, semblable à une vésicule d'herpès.

La *sécrétion* dépend surtout du nombre des pustules; c'est ainsi que, dans le cas de phlyctènes limitées à la cornée, elle peut être nulle, alors que les signes fonctionnels sont intenses; quand les phlyctènes sont nombreuses, il y a sécrétion muco-purulente abondante.

Les *signes fonctionnels* au contraire dépendent moins du nombre que du *siège* des ulcérations, et surtout de la réaction individuelle. Le larmoiement, le blépharospasme et la *photophobie* sont quelquefois tellement intenses, quand il y ulcération de la cornée, que l'enfant reste toute la journée les mains appliquées sur ses yeux.

Marche. — Les ulcérations de la conjonctive guérissent rapidement; celles de la cornée durent plus longtemps, surtout si elles s'accompagnent de blépharospasme.

Mais le malade reste exposé à des *rechutes*.

Terminaison. — La terminaison ordinaire est la guérison complète, sauf dans les cas suivants.

Complications. — Pendant la période d'état, peuvent survenir des complications infectieuses graves : *abcès de la cornée*, caractérisé par une opacité à bords estompés dépassant les limites de l'exulcération superficielle. C'est dans ces cas seulement qu'on observe quelquefois la perforation de la cornée et l'hypopyon avec toutes ses conséquences.

D'autres fois, la conjonctive se vascularise et il se

forme un *pannus scrofuleux*, distinct des autres variétés par l'irrégularité des vaisseaux et par leur inégal volume.

PRONOSTIC. — Ces complications étant exceptionnelles, le pronostic se tire uniquement de la tendance aux *rechutes*.

DIAGNOSTIC. — Il est des plus faciles. La *conjonctivite catarrhale* pourrait être confondue avec la conjonctivite phlycténulaire, quand celle-ci s'accompagne de sécrétion abondante. Le diagnostic se fait par la notion d'épidémicité et par la constatation du bacille de Weeks.

La *varicelle* peut déterminer de petites phlyctènes de la conjonctive, qu'on reconnaîtra aux lésions cutanées coexistantes; de même l'*érythème polymorphe*, le *zona ophtalmique*.

La *tuberculose* de la conjonctive, très rare, siège de préférence dans les culs-de sac, se traduit par un état lardacé et par l'atteinte des ganglions préauriculaires.

TRAITEMENT. — Les *lavages* fréquents et les pommades au *précipité jaune* à 2/100 constituent tout le traitement.

On doit prescrire le port de verres fumés et défendre le bandeau, qui, à la façon du blépharospasme, entretient les ulcérations.

Il ne faut pas négliger le traitement de la *cause*, source de récidives.

XXV. — OPHTALMIE PURULENTE

Étiologie. — C'est un accident d'une grande *fréquence*, mais sur laquelle ont prise les mesures prophylactiques.

On entend souvent l'entourage invoquer le refroidissement, mais, chez le nouveau-né, la cause unique est l'*inoculation* directe des mucosités vulvo-vaginales aux yeux du fœtus; pour cette raison, l'ophtalmie serait plus fréquente après les accouchements lents et dans les présentations du sommet.

Quelquefois, il s'agit d'une inoculation tardive par des objets de toilette; c'est ce mode de contamination qui explique l'ophtalmie des enfants plus âgés et des adultes.

Bactériologie. — Le *gonocoque* est constaté dans tous les cas, avec ses caractères spéciaux : situation intracellulaire, forme diplococcique, décoloration par la méthode de Gram. Presque toujours au début, il est à l'état de pureté.

Symptômes. — *Incubation.* — L'ophtalmie apparaît de 3 à 5 jours après la naissance.

Début. Période de sécrétion catarrhale. — Les adultes accusent dès le début des picotements et une sensation de chaleur.

Le premier symptôme remarqué est la *sécrétion*, qui est citrine et abondante.

Il existe déjà du *gonflement* et de l'injection de la muqueuse.

État. — En 4 jours, survient la *période de sécrétion purulente :* le pus est jaune-verdâtre, quelquefois il se concrète en fausses-membranes, qui gênent l'examen des parties sous-jacentes.

Le *gonflement* est tel que l'enfant ne peut plus ouvrir spontanément les yeux; la paupière supérieure, rosée et œdématiée, recouvre le tout et a été comparée à une capote de cabriolet. Pour pouvoir pratiquer l'examen, il faut entr'ouvrir les paupières, et comme celles-ci sont rendues glissantes par l'écoulement incessant du pus, des *écarteurs* sont nécessaires. Lorsqu'on entr'ouvre les paupières, le pus accumulé sous la paupière supérieure par le blépharospasme peut être à ce moment *projeté* à distance et venir contaminer les conjonctives de l'opérateur.

La conjonctive palpébrale est rouge et tuméfiée, quelquefois au point de déterminer le retournement des cartilages tarses.

La conjonctive oculaire forme un bourrelet, qui tend à recouvrir la cornée, et qui la fait paraître plus profondément située.

Assez souvent on trouve tuméfié le *ganglion* préauriculaire.

Marche. — Après un temps variable, l'écoulement devient moins purulent et moins abondant, et la guérison se produit, à moins qu'ait éclaté une des *complications* que nous allons décrire.

Souvent l'autre œil se prend, contaminé par les sécrétions de celui qui a été infecté le premier.

DURÉE. — Les cas graves qui évoluent vers la guérison durent une quinzaine de jours.

COMPLICATIONS. — Les *ulcérations* de la cornée sont les plus fréquentes. L'ulcération peut guérir complètement, ce qui est rare, ou se cicatriser en formant une *taie ;* — ou s'étendre en profondeur et déterminer une *perforation* de la cornée; que cette perforation soit latérale, et l'iris, repoussé par la pression intra-oculaire, vient s'appliquer définitivement contre la cornée (*leucome adhérent*, qui déforme la pupille) ;— qu'elle soit centrale, et la suppuration envahit la chambre antérieure, laisse des exsudats et détermine des *synéchies antérieures* entre l'iris et le cristallin.

L'*infiltration purulente* de la cornée se reconnaît à l'aspect trouble, elle est suivie de l'ouverture large de la chambre antérieure.

La *nécrose* de la cornée se produit surtout quand le chémosis est très prononcé et quand l'état général est défectueux; elle siège principalement à la périphérie, au niveau du limbe : tantôt cette région devient opalescente, tantôt elle reste transparente. La conséquence est la *panophtalmie*, qui se termine par l'atrophie du globe oculaire.

La *dacryocystite*, le *phlegmon de l'orbite* sont des complications exceptionnelles.

De même le *rhumatisme;* la constatation de ces arthrites a servi à ruiner la théorie réflexe urétrale de l'arthrite blennorragique.

Terminaisons. — La *guérison* complète est possible avec le traitement seulement.

Les *complications* avec leurs conséquences sont le résultat constant de la blennorragie oculaire insuffisamment traitée; cependant elles peuvent se produire dans les conditions les meilleures en apparence. Leur résultat peut être la perte de la vision.

Quelquefois la guérison n'est pas franche et il persiste longtemps un *état granuleux* de la conjonctive avec sécrétion modérée.

Pronostic. — Il dépend de l'*âge* du sujet : l'ophtalmie du nouveau-né est moins grave que celle de l'adulte; — du *terrain*, de la *virulence* du contage ; — et, pour une large part, du *traitement*.

Diagnostic. — La sécrétion abondante et le gonflement permettent de prévoir la période de purulence de l'ophtalmie, et d'éviter des erreurs de traitement qui seraient très préjudiciables au malade. L'examen bactériologique peut rendre des services.

Les *conjonctivites catarrhales* ne s'accompagnent pas d'un pareil chémosis.

Traitement. — *Prophylaxie.* — L'antisepsie du vagin pendant la grossesse diminue la fréquence de l'ophtalmie.

Aussitôt après l'accouchement, avant même la ligature du cordon, il faut dans tous les cas essuyer les yeux de l'enfant et les nettoyer à l'eau boriquée.

Dans les cas suspects, il faut introduire dans chaque œil une goutte de *nitrate d'argent* à 1/50;

— ou bien insuffler de la poudre d'iodoforme. Le jus de citron suffirait, à défaut des préparations précédentes.

Traitement curatif. — L'œil doit être recouvert d'un *pansement absorbant.*

Deux fois par jour, les paupières sont retournées et touchées avec un tampon trempé dans le *nitrate d'argent* à 1/30; il est nécessaire, après chaque attouchement, d'enlever l'excès de sel d'argent en ajoutant une solution de sel de cuisine au même titre.

Autant de fois que le rend nécessaire la stagnation du pus, on pratique avec une canule mousse ou une sonde de Nélaton des *irrigations* de un litre de permanganate à 1 pour 3 ou 4.000.

Quand il y a des *ulcérations*, il faut suspendre le nitrate d'argent et prescrire des pommades antiseptiques.

Quand il y a menace de *perforation*, l'ésérine est indiquée, pour augmenter le champ protecteur que forme l'iris.

XXVI. — KÉRATITE PARENCHYMATEUSE

Étiologie. — *Age.* — C'est ordinairement vers 10 ou 12 ans que se développe cette altération.

Les sujets qui en sont atteints sont ou bien nettement *syphilitiques*, ou bien en état de déchéance organique, ou bien atteints de ces deux tares.

La kératite parenchymateuse fait partie de la *triade d'Hutchinson.*

Pathogénie. — L'influence de la syphilis héréditaire était autrefois admise sans conteste : les cas où les autres stigmates faisaient défaut étaient rattachés à la syphilis méconnue. Mais Panas, remarquant le peu d'influence du traitement spécifique sur cet accident, croit plutôt à l'influence d'un état de dénutrition, lié souvent mais non constamment à la syphilis.

Chez les syphilitiques, la kératite interstitielle est donc plutôt une manifestation *parasyphilitique* que réellement spécifique.

Symptômes. — *Début*. — Il est annoncé par des troubles de la vision ; en examinant l'enfant, on reconnaît une m dification de la cornée de forme circulaire, prenant le centre ou plus souvent encore la périphérie de l'organe.

État. — A part la diminution de l'acuité visuelle, les troubles subjectifs n'existent que quand il y a en même temps altération de l'iris.

La surface de la cornée est *terne;* la transparence est modifiée ; elle est troublée par un dépoli formé de petits *points opaques* séparés par des zones plus claires.

Le limbe est entouré d'une zone de *vascularisation* anormale, et après un temps variable, la cornée elle-même est envahie par les vaisseaux de nouvelle formation.

Marche. — La marche est lente et la *durée* moyenne est de plus d'un an.

Terminaison. — La *guérison* complète peut être

la terminaison : elle s'annonce par la disparition de la vascularisation et par le retour de la transparence, qui marchent de la périphérie vers le centre.

L'opacité peut *persister* indéfiniment au centre.

Enfin, dans quelques cas, la cornée *atrophiée* perd sa saillie normale, et la vision est compromise encore plus gravement que dans le cas précédent.

Complications. — L'*iritis* se traduit par des douleurs, de la photophobie, du larmoiement; l'iris paraît terne, quelquefois recouvert d'exsudats.

Des adhérences pupillaires peuvent être la conséquence de cet état.

Pronostic. — Iritis et opacités sont des accidents assez rares pour que le pronostic général puisse être considéré comme *bénin*.

Diagnostic. — Le caractère insidieux et la diffusion des lésions permettent de reconnaître cette variété de kératite.

Les *taies* cornéennes ont été précédées d'une phase douloureuse; leur bord est net et elles sont souvent multiples.

Traitement. — Le traitement antisyphilitique a peu d'action, et ne devra pas être prolongé indéfiniment, mais il est indiqué d'agir sur l'*état général* par la médication tonique.

Localement : pendant la période inflammatoire, on prescrit, au début, les instillations d'atropine, et le port de lunettes fumées.

A la période de vascularisation, on applique des pommades au précipité jaune, on pratique des douches oculaires, qui hâtent la résorption des exsudats.

XXVII. — CANCER DE L'ŒIL

ÉTIOLOGIE. — C'est surtout une affection des *nourrissons;* cette particularité contribue beaucoup à obscurcir le début de la maladie.

ANATOMIE PATHOLOGIQUE. — Le point de départ est la *rétine*, membrane nerveuse, qui est une véritable évagination du cerveau.

La *structure* rappelle celle de certaines tumeurs cérébrales. C'est un glio-sarcome, formé de petites cellules à prolongements multiples.

SYMPTÔMES. — Les troubles de la vision ne peuvent attirer l'attention à l'âge auquel se développe la tumeur; le premier signe remarqué est un état spécial de la pupille, qui est fluorescente comme celle d'un chat regardant la lumière : chez l'adulte, cet état, joint à la cécité, porte le nom d'*œil de chat amaurotique*.

A l'examen de l'œil, on trouve une masse bosselée blanchâtre, parcourue par un *réseau vasculaire* encore plus abondant que le réseau normal.

MARCHE. — Plus tard apparaissent les symptômes de gêne circulatoire intra-oculaire : douleurs, injection périkératique, paresse de la pupille et tension du globe oculaire.

Finalement, la tumeur se fait jour au dehors, soit par la cornée à travers laquelle elle forme une tumeur bourgeonnante et saignante, soit par le nerf optique, en donnant lieu à une tumeur de l'orbite ou à une tumeur intra-crânienne.

Terminaison. — La terminaison constante est la mort, qui survient tantôt par envahissement local avec complications d'hémorragie ou d'infection; tantôt *par généralisation*.

Diagnostic. — La marche rapide de la tumeur ne laisse pas longtemps place au doute.

Toutefois, au début, le *décollement de la rétine* peut revêtir un aspect analogue, mais il est exceptionnel chez l'enfant, et la tumeur par laquelle il se traduit est moins richement vascularisée.

Traitement. — Le seul traitement rationnel est l'*extirpation;* mais, à cause de l'époque d'apparition tardive de la tumeur, la généralisation est constante.

XXVIII. — STRABISME CONCOMITANT

Étiologie. — L'*âge* ordinaire d'apparition varie entre trois et cinq ans.

Causes générales. — Le strabisme est considéré par quelques auteurs comme un stigmate de syphilis héréditaire, par d'autres comme un stigmate de dégénérescence.

Souvent, les parents incriminent des convulsions.

Causes locales. — Toutes les causes qui modifient la vision peuvent entraîner le strabisme, principalement divergent : taies, amblyopie, astigmatisme, mais surtout *myopie*.

Quant au strabisme convergent, il est lié souvent à l'*hypermétropie*.

Pathogénie. — Toute atteinte du système moteur neuro-musculaire peut donner naissance au strabisme, excepté la paralysie des troncs nerveux, qui donne de la déviation non concomitante. L'innervation centrale, la rétraction des muscles sont des facteurs souvent invoqués.

Le strabisme convergent de l'hypermétropie s'explique par les efforts incessants auxquels se livre le malade : accommodation et convergence sont étroitement unies par des connexions centrales.

Symptômes. — La *déviation oculaire* est le seul symptôme qui attire l'attention des personnes qui entourent l'enfant. Si les axes oculaires se croisent en avant, le strabisme est convergent ; s'ils se croisent en arrière, il est divergent.

La *vision* est monoculaire : si on cache l'un des yeux pendant que le sujet fixe un objet, l'œil resté découvert change de direction pour fixer l'objet : c'est cet œil qui est dit *strabique*. Si, au contraire, c'était l'œil strabique qui était obturé brusquement, l'œil sain ne changerait pas de direction. Tel est le strabisme *monoculaire*. Si l'un ou l'autre œil peut devenir strabique, le strabisme est dit *alternant*. Quoique l'œil strabique ne regarde pas, il change cependant de direction pendant les mouvements des globes oculaires, et cela dans toutes les positions : cette déviation reste constante. La vision étant monoculaire, il n'y pas diplopie. — Enfin, la déviation secondaire est égale à la déviation primaire.

L'*acuité* visuelle de l'œil strabique est diminuée.

Marche. — Elle est ordinairement continue, le strabisme étant permanent ; dans quelques cas, le strabisme est intermittent.

Terminaison. — Tantôt le strabisme persiste indéfiniment ; tantôt la déviation guérit à la puberté, sans que d'ailleurs la vision binoculaire se rétablisse (strabisme simple convergent).

Diagnostic. — Le strabisme simple se reconnaît au caractère concomitant de la déviation des deux yeux.

La *déviation paralytique* ne se produit que quand on entre dans le plan d'action d'un certain muscle ou groupe musculaire ; il existe de la diplopie, de la fausse projection au début ; enfin la déviation secondaire est plus grande que la déviation primaire.

Traitement. — Il faut *corriger* les vices de réfraction, qui peuvent tenir le strabisme sous leur dépendance.

L'œil strabique sera *exercé* à la vision, quand celle-ci sera atteinte.

Quand le strabisme résiste à ces moyens de traitement, il faut recourir à la *ténotomie* d'abord, et, si elle ne suffit pas, à *l'avancement musculaire*.

L'anesthésie locale permet seule de respecter la tonicité musculaire, qui est le guide indispensable permettant de régler le degré de correction.

XXIX. — CÉPHALÉMATOME

Étiologie. — Le céphalématome est *assez fréquent* (un sur 200 accouchements).

Il se produit aussi bien dans les présentations du siège que dans celles du sommet. Il est plus fréquent quand il y a *rétrécissement du bassin*, quoiqu'on puisse le rencontrer après l'accouchement le plus simple en apparence.

On a invoqué des *causes prédisposantes* : débilité du sujet, retard de l'ossification des os du crâne, etc. ; elles ne sont pas prouvées.

Symptômes. — *Début.* — Le céphalématome débute ordinairement vers le 2e ou le 4e jour, le premier et unique symptôme est la tuméfaction.

Etat. — Le céphalématome *siège* au niveau de l'angle postéro-supérieur du pariétal, principalement du côté droit; dans quelques cas, il en existe ailleurs, ou bien il y a des tumeurs multiples.

C'est une tuméfaction, au niveau de laquelle la *peau* est normale, non œdématiée, normalement colorée, et glisse sur la tumeur.

Le *volume* est difficile à apprécier, car la tumeur présente une *forme étalée*. La tuméfaction est *fluctuante* ou rénitente. Elle n'augmente pas quand l'enfant pousse des cris ; elle n'est pas pulsatile, ni réductible.

En cherchant à la localiser, on reconnaît qu'elle *ne franchit pas les sutures*.

Marche. — Le céphalématome augmente pendant quelques jours; puis il reste très *longtemps stationnaire*. Mais la consistance se modifie : la périphérie s'entoure d'un bourrelet dur et facilement palpable; le centre paraît de ce fait mou et déprimé, comme s'il y avait un enfoncement osseux.

Terminaisons. — La *résorption* se fait en six mois; elle est complète.

Exceptionnellement la collection *suppure*.

Complications. — Nous avons parlé de la suppuration, qui est exceptionnelle et due ordinairement à un traitement, qui a excorié la peau, ou même infecté directement la collection.

Variétés. — **Céphalématome interne.** — C'est une variété rare, qui est déterminée par une fracture complète de l'os intéressé. Il existe une poche externe et une poche interne sus-duremérienne, dans laquelle on peut réduire partiellement la poche superficielle. Souvent il existe des phénomènes de compression cérébrale : irrégularités du pouls, cyanose, myosis, paralysies. La mort est fréquente.

Anatomie pathologique. — Le céphalématome est une collection sanguine sous-périostique, ce qui explique qu'elle soit limitée par un bourrelet réactionnel et qu'elle ne franchisse pas les sutures. L'os sous-jacent est peu atteint : la table interne est intacte, il n'y a pas de ruptures artérielles.

Pathogénie. — Elle doit expliquer la fréquence et le siège du céphalématome.

On admet que cette collection est déterminée par une *fracture de la table externe* du pariétal, lequel présente une conformation toute spéciale qui le prédispose à la fracture. Il apparaît sous forme de deux étoiles superposées, une pour chaque table osseuse; mais la table interne se développe plus rapidement et est presque totalement ossifiée à la naissance. Au contraire, la table externe présente des incisures, dans lesquelles saillent les vaisseaux du diploé; la plus fréquente et la plus large de ces incisures (fontanelle de Gerdy) siège au lieu d'élection du céphalématome. Que cette table externe soit fracturée, il se produit un épanchement sous-périostique, qui constitue le céphalématome.

Pronostic. — Il est extrêmement bénin dans la presque totalité des cas.

Diagnostic. — L'apparition de la tumeur dans les jours qui suivent le naissance, le siège spécial, la consistance, enfin la rétrocession constituent un ensemble de symptômes qui ne prêtent guère à confusion.

Les *bosses séro-sanguines* sont sous-cutanées et existent au moment de la naissance, la peau est souvent modifiée.

Les *méningo-encéphalocèles* apparaissent au niveau des sutures, elles sont réductibles partiellement, et ne sont pas circonscrites par un bourrelet dur.

Les *kystes dermoïdes* siègent au niveau des fontanelles, surtout de l'antérieure.

Traitement. — Il doit être nul ; il faut éviter les ponctions, qui pourraient infecter la poche, — les applications dites résolutives, qui pourraient excorier la peau.

S'il existait des signes de compression intra-crânienne, on serait autorisé à tenter la ponction, au besoin l'évacuation large de la collection.

XXX. — MÉNINGO-ENCÉPHALOCÈLE

Étiologie. — C'est une malformation congénitale *assez rare*.

Le *sexe féminin* est plus souvent atteint.

Symptômes. — L'encéphalocèle se présente sous forme d'une tumeur. Le *siège* est constamment une suture et principalement celle de la ligne médiane, le lieu d'élection est la région occipitale au-dessus de la protubérance externe; quelques-unes sont plus postérieures. Les méningocèles antérieures pointent par les os de la base du crâne le long de la première fente branchiale (glabelle, sillon naso-génien, etc.).

La *forme* est variable ; tantôt c'est une tumeur étalée ; tantôt, et le plus souvent, une tumeur dont on peut voir ou sentir le pédicule. Les tumeurs sessiles sont plus fréquentes à la région antérieure.

Le *volume* varie de celui d'une cerise à celui d'une orange ; il peut augmenter pendant quelque temps. Les tumeurs les plus volumineuses appartiennent à la région postérieure.

La *couleur* varie avec la vascularisation, qui peut être très riche. Les poils manquent souvent à la surface de la tumeur et apparaissent en collerette à la base.

La tumeur est *fluctuante*, *réductible* tantôt en totalité, tantôt, et le plus souvent, partiellement ; les tentatives de réduction peuvent déterminer de la compression cérébrale.

Le volume augmente pendant les efforts et les cris ; quelquefois il y a des pulsations, des ampliations pendant les mouvements respiratoires.

MARCHE. — Les méningo-encéphalocèles petites, sessiles et recouvertes de téguments intacts, sont compatibles avec la vie ; mais la plupart, beaucoup plus fragiles, s'ulcèrent et déterminent une *méningite* mortelle.

ANATOMIE PATHOLOGIQUE. — *Orifice osseux.* — A bords nets et de contour arrondi.

Enveloppes. — La peau est normale ou amincie et adhérente ; quelquefois une partie de la poche subit une transformation myxomateuse ou angiomateuse.

La dure-mère manque toujours (Muscatello).

Les autres méninges sont épaissies et méconnaissables.

Contenu. — Présente de grandes variétés et sert à classer les cas dans les catégories suivantes.

Méningocèle pure. — Variété exceptionnelle, qui ne se rencontre que dans la région occipitale. Les méninges seules font partie de la poche.

Encéphalocèle. — On trouve dans la poche, derrière une quantité variable de liquide, une masse pleine, qui est en continuité avec la substance cérébrale sous-jacente. Cette masse présente rarement des connexions nerveuses avec le cerveau voisin, mais elle peut renfermer des fibres et des cellules propres, souvent polymorphes et appartenant à des régions cérébrales disparates (grains, cellules pyramidales, cellules de Purkinje).

Hydrencéphalocèle. — La substance cérébrale herniée dans la tumeur présente une cavité communiquante ou kystique. Souvent, dans ces cas, la substance nerveuse est atrophiée, parfois rudimentaire et représentée par un simple épithélium à cils vibratiles ou d'apparence épendymaire. Ces cas étaient autrefois considérés comme méningocèles.

Exencéphalie. — Cette anomalie, caractérisée par l'absence des parties qui recouvrent le cerveau, n'est pas compatible avec la vie ; nous la mentionnons ici, car tous les intermédiaires ont été rencontrés entre cette difformité et les encéphalocèles.

Encéphalocèle traumatique. — Elle présente des caractères tant anatomiques que cliniques, qui permettent de la distinguer facilement : elle siège en des points qui ne sont pas des sutures ; les bords de la perte de substance osseuse sont irréguliers et fissuraires.

Pathogénie. — L'encéphalocèle a été dénommée le *spina bifida crânien*, ce qui n'en éclaire guère la pathogénie. On a vu des méningocèles occipitales empiéter sur le trou occipital et même sur les premières vertèbres cervicales.

La *théorie inflammatoire* de Spring n'est plus admise.

La théorie de l'*arrêt de développement*, qui relie la méningocèle à l'exencéphalie, est très vraisemblable. Les anomalies de l'amnios expliqueraient les malformations (brides amniotiques ou étroitesse du capuchon céphalique).

L'hypothèse d'une *néoplasie* de nature spéciale a été soulevée par Berger.

Diagnostic. — La fluctuation, la réductibilité, le siège caractéristique permettent de reconnaître facilement l'encéphalocèle.

Le *céphalématome* est latéral, non réductible, entouré d'un bourrelet spécial.

Le *kyste dermoïde* siège à la fontanelle antérieure, il n'est pas réductible et présente une consistance pâteuse.

L'*angiome* est mal limité, peu volumineux.

Traitement. — Aujourd'hui on recourt à l'*extirpation*, lorsque la tumeur est gênante ou quand elle est en voie d'accroissement; l'opération ressemble à celle qu'on pratique pour le spina-bifida.

La résection des parties nerveuses herniées ne détermine pas de troubles moteurs.

L'extirpation des méningocèles antérieures en connexion avec les cavités de la face pourrait présenter de grandes difficultés, quoique les sinus soient peu développés dans le jeune âge.

XXXI. — SPINA-BIFIDA

Étiologie. — A part certains cas de spina-bifida

familiaux, les données étiologiques manquent totalement.

Symptômes. — *Signes physiques.* — Le *siège* du spina-bifida est quelquefois la région cervicale, presque toujours la *région lombaire* ou lombo-sacrée.

Le spina se présente sous forme d'une tumeur de *volume* très variable. Dans quelques cas (*spina latent*), la tumeur manque totalement ; la difformité n'est indiquée que par l'hypertrichose, la déhiscence osseuse et les signes médullaires fonctionnels (voir plus loin).

Le plus souvent, il existe une tumeur : tantôt c'est une tuméfaction sessile, voisine d'aspect du spina latent ; tantôt c'est une tumeur du volume d'une noisette, d'une mandarine, d'une tête de fœtus.

La *forme* dépend beaucoup du volume ; les tumeurs petites sont sessiles ; les volumineuses sont pédiculées, vaguement lobées (tomate). Quelquefois on y voit des dépressions ombiliquées, qui traduiraient, pour Virchow, l'insertion d'un cordon nerveux.

Les téguments sont aussi variables : les tumeurs sessiles sont recouvertes de peau normale ou présentant une pigmentation ou une hypertrichose particulière ; les tumeurs pédiculées sont tantôt recouvertes de téguments normaux comme les précédentes, tantôt de téguments doublés d'une masse épaisse lipomateuse ou myxomateuse, tantôt de téguments amincis. Dans ces cas, il existe trois zones (Recklinghausen) : au centre, zone médullo-vasculaire, très petite, rouge brun et riche en vaisseaux ; — puis une zone épithélio-séreuse grisâtre et plus ou moins transparente ; — enfin une zone cutanée rosée, avec des poils plus longs que ceux du voisinage.

La tumeur est *réductible ;* cette réduction peut s'accompagner de tension des fontanelles et de convulsions.

La *fluctuation* est manifeste, la *transparence* est inconstante.

La palpation des parties périphériques de la tumeur permet de reconnaître des *altérations osseuses* (rachi-schisis); de chaque côté, on sent un chapelet formé par les apophyses épineuses écartées. Le diamètre de la brèche osseuse n'est nullement en rapport avec le volume de la tumeur.

Signes fonctionnels. — Ils sont variables et inconstants : troubles médullaires, paraplégie flasque, paraplégie spasmodique, anesthésie simple ou dissociée, troubles des sphincters, troubles trophiques ; tout a été vu. *L'hydrocéphalie* n'est pas rare.

D'autres *malformations congénitales* coïncident souvent avec le spina-bifida : les cas complexes s'accompagnent presque toujours d'anomalies recto-vésicales.

L'*état général* est souvent précaire ; mais quelques sujets sont assez vigoureux pour n'avoir à compter qu'avec leur lésion.

Formes (1). — *Méningocèle.* — Elle siège surtout dans la région sacrée ; la tumeur est médiane, pédiculée, transparente, sans autres malformations et sans troubles fonctionnels.

Myélo-cystocèle. — Elle siège dans la région lombo-sacrée : la tumeur est un peu latérale pédiculée, transparente ou amincie ; le rachis est dévié latéralement. Elle s'accompagne de paralysies des membres inférieurs, et d'arrêts de développement du rectum et de la vessie, rarement de troubles de leurs sphincters.

Myélo-méningocèle. — Siège dans la région lombaire, la tumeur est sessile ; les anomalies de l'ombilic, les paralysies des membres, les troubles des sphincters sont fréquents.

Rachi-schisis. — Existe seul, ou s'accompagne de troubles médullaires, dont la vraie cause passe souvent inaperçue.

Marche. — La marche est des plus variables.

Quelques tumeurs sont *stationnaires ;* d'autres *grossissent* progressivement.

Terminaisons. — Certaines tumeurs stationnaires sont compatibles avec la vie indéfinie ; d'autres, qui augmentent de volume ou dont les parois sont trop minces, se fistulisent, suppurent.

La terminaison est quelquefois la *guérison* par un tissu cicatriciel, beaucoup plus souvent la mort par méningite.

(1) D'après Muscatello.

Les sujets qui ne succombent pas par cette complication meurent ordinairement avec des *troubles trophiques* ou de *débilité*.

Pronostic. — Très grave. Il n'y a guère que 5 pour 100 des sujets atteints de spina-bifida évident qui atteignent l'âge de 5 ans.

Diagnostic. — Le rachi-schisis peut passer *inaperçu ;* aussi faut-il toujours examiner la colonne lombaire en cas de troubles moteurs ou trophiques des membres inférieurs, même chez des adultes.

Le spina-bifida à tumeur lombo-sacrée se reconnaît à la réductibilité partielle, aux déformations osseuses et aux troubles fonctionnels.

Les *dermoïdes sacrococcygiens* à implantation postérieure peuvent s'accompagner d'anomalies du squelette. Mais leur réduction ne fait pas bomber la fontanelle. Le diagnostic est souvent difficile.

Les *abcès froids* ne sont pas congénitaux.

Toute tumeur des régions lombaire et fessière doit être suspectée d'être une méningocèle ou d'en recouvrir une ; ce qui commande une grande prudence pour le traitement.

Anatomie pathologique. — Les *téguments* ont été décrits aux symptômes; disons seulement qu'au point de vue chirurgical, la périphérie (zone cutanée) renferme toujours une couche pourvue de tissu cellulaire, qu'on peut dédoubler en feuillet cutané et feuillet fibreux profond (comme dans la hernie ombilicale).

L'orifice osseux intéresse trois ou quatre vertèbres.

Le *liquide* a la composition du liquide céphalo-rachidien (peu d'albumine, 8 pour 1000 de chlorures, etc.).

La *moëlle* contracte des rapports variables avec la poche.

Méningocèle spinale variété très rare d'*hydrorachis externe*. — La moëlle est intacte, mais elle peut prolaber dans la tumeur et y contracter des adhérences. La véritable dure-mère serait absente de la tumeur (Recklinghausen).

Myélo-méningocèle, variété d'*hydrorachis externe*. — La moëlle est ouverte en arrière dans la poche. Celle-ci n'est pas tapissée par la dure-mère, mais par une couche épithéliale doublée de tissus tassés.

Myélocystocèle, *hydrorachis interne*. — La moëlle est étalée à la surface de la poche; ses cordons s'insèrent sur celle-ci, la section de ces cordons nerveux n'entraîne pas de paralysie, ils paraissent donc se terminer dans la poche. La perte de substance osseuse est latérale.

Pathogénie. — Le spina-bifida résulte d'un *arrêt de développement*, portant tantôt sur les parties fibro-osseuses, tantôt et beaucoup plus souvent sur les parties périphériques et sur la gouttière médullaire elle-même; ce serait donc une anomalie embryonnaire.

Quant au *primum movens* de cette altération, il est inconnu et probablement variable. Quelques-uns, frappés de la coexistence de l'hydrocéphalie et du spina-bifida, incriminent l'*hydrocéphalie*. Dans d'autres cas, on a nettement constaté une *tumeur voisine*.

Lannelongue distingue les cas à sac cutané et les cas à sac membraneux et attribue ces derniers à une *adhérence amniotique;* Dareste incrimine l'étroitesse du capuchon amniotique caudal.

D'autres rattachent le spina-bifida à une cyphose intra-utérine (myélo-méningocèle de Recklinghausen) ou à une scoliose (myélo-cystocèle de Recklinghausen); d'autres, à une lordose.

L'*hypertrophie primitive* de la moëlle a été invoquée.

Traitement. — *Indications opératoires.* — La rupture de la poche, la menace de rupture commandent l'intervention. Etant donnée la grande mortalité des cas abandonnés à eux-mêmes, on a maintenant tendance à opérer les cas qui s'accompagnent de troubles fonctionnels notables.

L'extrême débilité du sujet, le bon état des téguments, la tendance à l'hydrocéphalie peuvent contre-indiquer ou tout au moins reculer l'intervention.

Technique. — D'abord extirpation de la poche. Ensuite réfection de la paroi; quelques-uns se contentent de deux affrontements: séreux et cutané; d'autres préfèrent pratiquer des opérations ostéoplastiques : mobilisation des lames vertébrales, transplantation d'un os voisin (côtes, omoplate, os iliaque), greffe périostique ou osseuse.

Résultats. — Les résultats sont douteux, à cause de la facile souillure de la plaie, du suintement du liquide céphalorachidien par la plaie, et de la fréquence des récidives.

XXXII. — SCOLIOSE

Étiologie. — C'est une maladie très *fréquente*.

L'*âge* auquel se développe ordinairement la scoliose est celui de l'accroissement maximum de la taille, c'est-à-dire 8 à 15 ans. Quelques cas de scoliose congénitale, de scoliose tardive ont été mentionnés.

Le *sexe* le plus atteint est le sexe féminin.

Causes prédisposantes. — Ce sont les *causes générales* de la débilitation des tissus : *hérédité* neuro-arthritique et hérédité directe (1/4 des cas), accroissement rapide de la taille, établissement de la puberté.

Il existe des *causes spéciales* à chaque sujet : maladies débilitantes, végétations adénoïdes, surmenage scolaire.

Causes déterminantes. — Ce sont toutes les causes d'attitude vicieuse : décubitus latéral ; exercices gymnastiques asymétriques, certaines professions, pied plat, *mauvaise attitude scolaire* surtout ; la plupart des écoliers mettent les 2 coudes sur la table et adoptent la station unifessière gauche ce qui détermine une scoliose lombaire à convexité gauche (inverse de l'S majuscule).

Anatomie pathologique. — Nous verrons aux symptômes la forme des déviations.

Vertèbres. — La plus atteinte, c'est la *vertèbre culminante* qui présente : un *aplatissement* du corps du côté de la concavité de la courbure ; une *torsion*, telle que le corps paraît rejeté du côté de la convexité, et l'apophyse épineuse du côté de la concavité (tendance à l'atténuation de la déformation, quand on ne considère que la ligne épineuse).

Les *ligaments* sont amincis du côté de la convexité.

Les *disques intervertébraux* participent à la déformation comme les corps vertébraux. Ligaments et disques ne s'ossifient que dans les cas très avancés.

Les autres lésions (cage thoracique, bassin, viscères, etc.) seront étudiées aux symptômes.

Pathogénie. — On abandonne actuellement les théories exclusivement ligamenteuse, neuro-musculaire et osseuse.

La scoliose est d'abord un *trouble statique*, lié à une position vicieuse spéciale au sujet (d'où le nom de *scoliose habituelle* des Allemands, *scoliose de surcharge*).

Chez les *prédisposés*, apparaissent des *déformations osseuses secondaires* : les portions comprimées du côté de la concavité subissent un arrêt de développement. Le rôle de la malléabilité osseuse est des plus importants ; car, ainsi que le fait remarquer Kirmisson (1), dans le torticolis congénital, des attitudes vicieuses datant de dix ans n'entraînent pas de déformations osseuses aussi prononcées qu'une scoliose datant de quelques mois.

SYMPTÔMES. — *Examen d'un scoliotique.* — Examiner d'abord le *sujet debout* et de face, pour se rendre compte de l'aspect des deux épaules ; — puis de dos, ce qui permet d'étudier quatre choses principales : la gibbosité costale, la ligne des apophyses épineuses, la situation des omoplates, la réaction du tronc.

Chercher ensuite le *degré de réductibilité :* par le décubitus dorsal prolongé, par une attitude compensatrice, par le simple décubitus dorsal extemporané (cette réductibilité présente de l'importance pour l'examen radiographique), par la suspension.

Les *méthodes graphiques* présentent une grande importance : les plus simples sont actuellement la *photographie* avec tracé au crayon dermographique des principaux points de repère osseux ; — la *radiographie ;* — des appareils spéciaux (rachigraphes, scoliomètres, etc.).

Début. — Nous prendrons comme type la déformation la plus fréquente : la *scoliose dorsale à convexité droite.*

L'enfant est remarqué parce qu'il se tient mal, ou parce qu'il a une épaule plus haute que l'autre.

(1) KIRMISSON, *Maladies chirurgicales d'origine congénitale,* article *Torticolis.*

État. — **Scoliose légère.** — On trouve une élévation de l'épaule gauche.

La ligne des apophyses épineuses, déviée un peu plus tardivement, présente une convexité droite.

L'omoplate droite est plus saillante.

Pour rechercher la gibbosité au début, il faut faire croiser les bras et commander un mouvement de flexion du tronc.

Scoliose nette. —Mêmes déformations plus nettes.

La gibbosité est formée par l'angle postérieur des côtes et siège du côté droit.

Le bras droit est pendant, détaché du corps ; le bras gauche touche le bassin, mais d'adhère pas au flanc (fig. 3.)

La clavicule droite est plus saillante et les creux sus et sous-claviculaire du même côté plus apparents.

Le thorax est asymétrique et bombe fortement du côté gauche; le sternum est rejeté à gauche.

La taille est coupée à gauche par un pli horizontal.

Les viscères sont déviés : apparence de matité sous la clavicule droite, ascension de la pointe du cœur, abaissement du foie.

Courbures de compensation : scoliose cervicale à convexité gauche, et scoliose lombaire analogue, lordose lombaire.

Le bassin peut être fortement atteint : obliquité ovalaire inverse de celle du thorax (Kirmisson). Cette déformation n'appartient qu'aux scolioses très accentuées et elle est plus fréquente dans les scolioses lombaires.

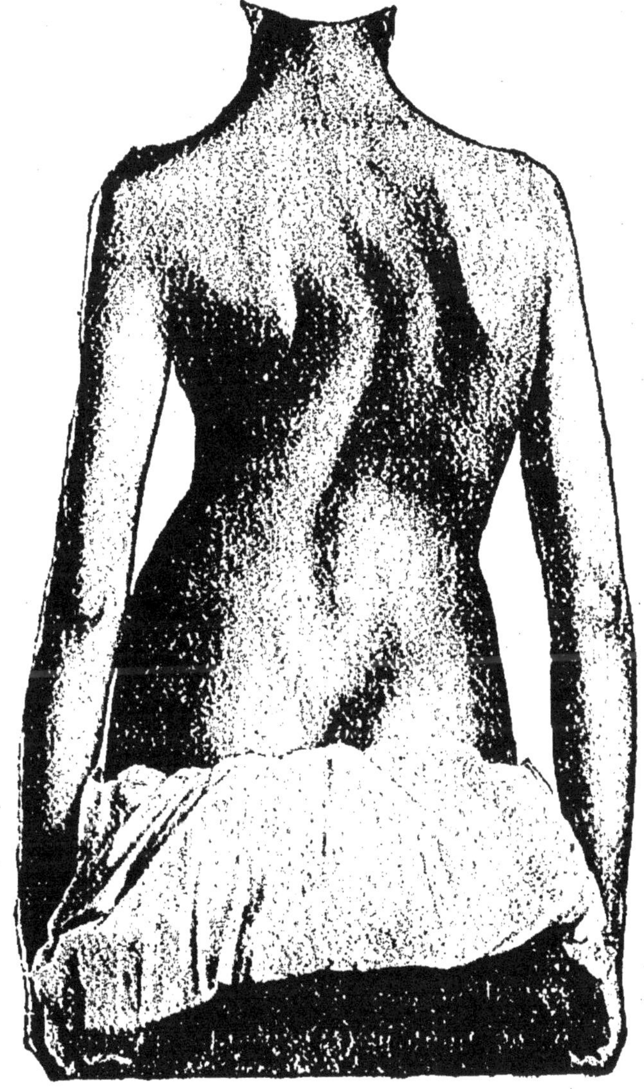

Fig. 3. — Scoliose (Ling).

Signes fonctionnels. — La scoliose essentielle est indolente.

Quand la déformation est accentuée, il y a des troubles respiratoires : dyspnée d'effort, gravité des affections thoraciques.

Marche. — La scoliose est lente et progressive; elle peut s'arrêter à des degrés quelconques de déformation, soit spontanément, soit sous l'influence du traitement.

Cette marche se compte par années.

Terminaisons. — La déformation persistante est de règle. La guérison est rare, même dans les cas pris au début de scoliose réductible.

La vie n'est pas en danger, mais les affections thoraciques sont graves dans les cas avancés. Les scoliotiques présentent une immunité spéciale pour la tuberculose pulmonaire.

Formes. — *a)* suivant la variété anatomique.

Scoliose lombaire primitive, à convexité gauche ordinairement : se distingue de la précédente, par ce fait que, même au début, le bras gauche pendant ne s'écarte pas du flanc.

Les déformations du bassin sont plus accentuées.

Les déformations générales et thoraciques sont au contraire plus légères.

Scolioses paradoxales (Kirmisson), avec siège de la gibbosité opposé à celui que ferait prévoir la déviation rachidienne (exceptionnelles).

b) suivant la marche, d'après P. Redard (1).

(1) P. Redard. *Traité des déviations de la colonne vertébrale*. 1900.

Scoliose du premier type : jeunes garçons maigres, à peau pigmentée. Affection apparaissant vers 8 à 10 ans et aboutissant rapidement à des déformations graves.

Scoliose du deuxième type : jeunes filles chlorotiques, coïncidence avec l'établissement de la menstruation.

Marche beaucoup plus lente, et possibilité de la rétrocession au moins partielle.

Pronostic. — Le pronostic ne dépend pas uniquement du *degré* de la déformation.

Il dépend encore de l'état général préalable, de l'évolution, du degré de réductibilité, de l'influence du traitement, du siège de la déformation.

C'est après avoir considéré tous ces éléments qu'on peut classer chaque cas dans l'une des catégories suivantes : scoliose *curable*, scoliose *améliorable*, scoliose *incurable*.

Diagnostic. — *a*) Au début, il peut être difficile de dépister une scoliose et il ne faut pas attendre que la ligne des apophyses épineuses soit déviée ; les déformations de l'épaule, du thorax, sont les plus précoces. C'est surtout à cette période que la *radiographie* peut rendre des services.

b) Dans le cas de scoliose confirmée, on ne devra pas confondre la scoliose essentielle avec les déformations suivantes :

La *scoliose pleurétique* se reconnaît aux signes d'auscultation actuels ou aux commémoratifs (fistules, etc.).

La *scoliose rhumatismale* est surtout cervicale, douloureuse, s'accompagne de cyphose et est irréductible d'emblée.

La *scoliose rachitique* se produit dans les premières années, avant l'âge scolaire, s'accompagne de cyphose, évolue rapidement.

La *scoliose liée aux végétations adénoïdes* a été mentionnée.

L'*hémiplégie cérébrale*, la *paralysie infantile*, la *maladie de Friedreich*, la *syringomyélie* peuvent donner lieu à des scolioses, dont l'origine est facile à reconnaître.

De même, les *scolioses symptomatiques* d'une affection unilatérale du cou (torticolis), ou des membres inférieurs : coxalgie, pied-bot, pied plat, luxation congénitale de la hanche. Une des plus curieuses est la scoliose liée à la *sciatique*, et qui est tantôt croisée, tantôt homologue (cas rare).

Situation haute de l'omoplate. — C'est une malformation congénitale, qui est caractérisée par la hauteur anormale d'une épaule, par la position élevée et le déjettement en dedans de la pointe de l'omoplate, par une saillie exagérée de l'épine de cet os, quelquefois par une exostose en ce point, par l'effacement du triangle sous-claviculaire et par un léger degré de scoliose à convexité du côté de l'omoplate atteinte. La voussure que détermine cette malformation peut être facilement distinguée de la gibbosité de la scoliose par ce fait que l'omoplate est plus rapprochée de la ligne médiane que normalement, la disposition contraire étant propre à la scoliose.

Traitement. — *Traitement général.*— Très important.

Traitement local. — *a*) *Scoliose réductible.* — Indiquer au sujet l'attitude de correction, et lui faire exécuter ces mouvements fréquemment et sans déterminer de fatigue. Le massage est un adjuvant utile, de même les exercices symétriques et la gymnastique suédoise. Dans les cas rebelles, le meilleur traitement est le décubitus dorsal prolongé.

b) *Scoliose irréductible.* — Pratiquer des séances de mobilisation passive avec des appareils spéciaux ; quand le maximum de réduction est obtenu, appliquer un corset plâtré.

Les interventions plus radicales (redressement brusque, opérations apophysaires de Chipault) sont à l'étude.

XXXIII. — MAL DE POTT

Étiologie. — Le mal de Pott est d'une grande *fréquence* et vient à ce point de vue immédiatement après la coxalgie.

L'*âge* ordinaire est de 3 à 8 ans, mais l'affection n'est pas rare en dehors de ces limites.

Les *causes prédisposantes* ont été étudiées à l'article *tuberculose osseuse*.

Les *causes déterminantes* sont, sans doute, de minime importance ; il faut savoir que les parents aiment à mettre sur le compte d'une maladresse de la nourrice le développement chez leurs descendants d'une maladie qui est due simplement à leur dégénérescence ou à leurs excès.

ANATOMIE PATHOLOGIQUE. — *Lésion osseuse.* — Comme dans toute tuberculose osseuse, se rencontrent avec une égale fréquence le *tubercule enkysté* (forme limitée caverneuse), avec large cavité et productions caséeuses, et l'*infiltration tuberculeuse* (forme diffuse superficielle), qui a plus de tendance à s'étendre en surface qu'en profondeur, s'accompagne de fongosités grisâtres, rarement de gibbosité.

Résultat. — Le résultat est une déformation osseuse, avec ou sans *gibbosité;* la guérison se fait par des jetées ostéophytiques entre les corps vertébraux, par accolement des parois de la caverne affaissée, et surtout par une *ankylose des lames vertébrales* et des apophyses épineuses.

Lésions secondaires. — *Moelle et racines* sont comprimées bien plus souvent par des fongosités et par des lésions de pachyméningite que par les déformations osseuses ; le canal médullaire et les trous de conjugaison sont au contraire agrandis.

Abcès froids. — Le mal de Pott est le type de la maladie, qui réalise les conditions de production des abcès froids migrateurs ; en effet, les trois conditions, que Denonvilliers considérait comme nécessaires, sont réalisées : production lente et continue de pus, impossibilité de collection de ce pus au point de production, dispositions anatomiques permettant la migration de ce pus (fascia iliaca, etc.).

Actuellement, ces conditions sont considérées comme n'ayant pas une valeur absolue, depuis qu'on sait que l'abcès froid chemine comme une tumeur, un tuberculome (Lannelongue).

Les abcès froids se présentent sous forme de tumeurs piriformes, à parois d'épaisseur variable. On peut trouver dans leur cavité des vaisseaux et des nerfs très peu altérés; l'ulcération de ces organes est exceptionnelle.

Symptômes. - - La douleur, la gibbosité, les abcès par congestion et la paraplégie sont les quatre symptômes cardinaux du mal de Pott; l'ordre sus-énoncé est en même temps leur ordre ordinaire d'apparition, et marque leur fréquence relative. Nous prendrons comme type de description le cas le plus fréquent d'un mal de Pott *dorsal inférieur*.

Début. — La *douleur* est le symptôme qui attire l'attention; chez un enfant au berceau, c'est le *cri nocturne* qui la traduit; chez l'enfant plus âgé, ce symptôme est mieux analysé et correspond au type de la douleur en ceinture, symptomatique des compressions radiculaires.

La *douleur provoquée* s'obtient par la pression et par la percussion de la ligne des apophyses épineuses; dans d'autres cas, on l'obtient en promenant sur le rachis une éponge imbibée d'eau très chaude.

Cette douleur entraîne une *attitude*, caractérisée par l'exagération de la cambrure lombaire, position qui entraîne le tiraillement minimum des ligaments vertébraux.

A l'examen du sujet, on reconnaît que cette attitude est due à la *contracture* d'un segment des masses musculaires vertébrales : en ordonnant à l'enfant de ramasser un objet jeté à terre, on le voit fléchir ses cuisses sur le bassin, courber fortement la tête, allonger une main et appuyer l'autre sur la cuisse, pour former une attelle qui immobilise le tronc; — en le tenant assis sur le bord d'une table, et en lui demandant de regarder derrière lui en tournant la tête, on voit que tout un segment de la colonne dorso-lombaire reste vertical et immobile; — enfin, s'il s'agit d'un enfant très petit et rebelle à ces méthodes d'exploration, on reconnaît la contracture en le mettant à plat ventre sur un plan résistant et en le soulevant par les pieds.

État. — C'est la période caractérisée par des symptômes de certitude; le plus fréquent de ceux-ci est la gibbosité.

Gibbosité. — Le début de la gibbosité peut être brusque; mais il est en général lent et progressif. La gibbosité typique du mal de Pott est angulaire et médiane (fig. 4); mais les anomalies ne sont pas rares : déviation latérale associée à la précédente; — courbure à grand rayon, due soit à un tassement de plusieurs vertèbres, soit à de l'ostéite des vertèbres sus et sous-jacentes à la lésion.

Conséquences de la gibbosité. — Chez les en-

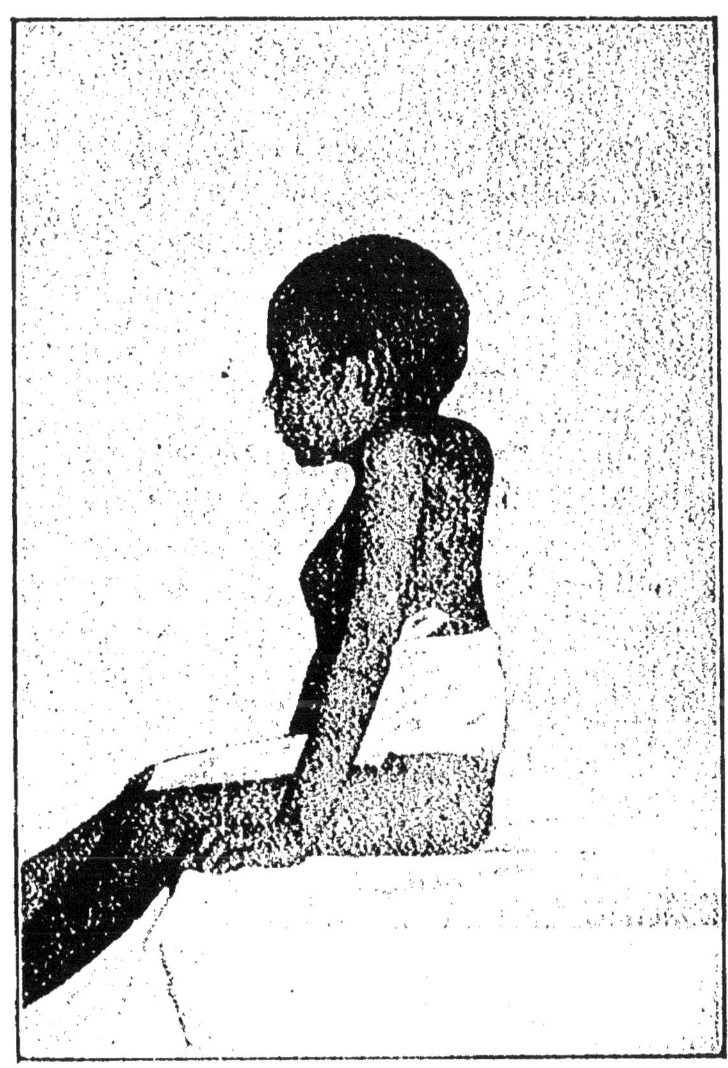

Fig. 4. — Gibbosité.

fants, se produisent des courbures compensatrices : lordose lombaire et cervicale.

La cage thoracique s'aplatit transversalement et devient donc globuleuse.

Le bassin tend à prendre la forme d'un entonnoir, par suite du rétrécissement du détroit inférieur.

La face devient petite et vieillotte.

Exceptionnellement, il y a des compressions médiastinales.

Paraplégie.— Etant mis à part les phénomènes douloureux, qui indiquent le début du mal de Pott, ce sont les troubles moteurs qui apparaissent les premiers. Bouvier distinguait trois degrés : — 1º gêne de la marche ; — 2º impossibilité de marcher, mais mouvements possibles au lit ; — 3º paralysie complète. Actuellement, on considère en outre les phénomènes nerveux concomitants : parésie avec exagération des réflexes, paraplégie spasmodique, troubles sensitifs, troubles sphinctériens ; ces deux derniers symptômes sont rares, plus tardifs que les précédents et quelquefois passagers.

Dans les cas accentués, il peut se produire des troubles trophiques, particulièrement des maux perforants, des escarres et des arthrites à début aigu, signalées par Lannelongue.

La marche de la paraplégie est en général lente et progressive ; néanmoins, il peut se produire des paraplégies à début brusque, et des améliorations partielles, tantôt spontanément, tantôt sous l'influence du traitement (ouverture d'un abcès, redressement).

Abcès par congestion. — Le siège des abcès

par congestion varie à l'infini : on rencontre quelquefois des abcès fessiers, pelviens, péri-anaux; dans la grande majorité des cas, la marche est la suivante :

Au début, c'est une masse dure, régulière, arrondie, qu'on sent seulement en faisant fléchir les cuisses et en palpant profondément l'abdomen dans la direction de la colonne lombaire : c'est l'abcès lombo-iliaque, dont le début ne peut être reconnu qu'à un examen attentif; les signes fonctionnels (douleurs, crampes) sont en effet exceptionnels.

Plus tard, l'abcès froid devient évident; il fait bomber la paroi abdominale ou la franchit par les orifices préformés, produisant ainsi les abcès inguinaux ou cruraux. Dès lors on trouve une masse dépressible, fluctuante, dont le contenu peut être reflué au moins partiellement dans une poche intra-abdominale, qui devient alors plus tendue.

Pendant longtemps, souvent indéfiniment, il n'y a aucune réaction locale, la peau reste blanche et souple, puis, soit spontanément, soit sous l'influence d'excoriations ou de manœuvres thérapeutiques, la peau rougit et s'ulcère. Le pus est des plus variables : tantôt épais, avec masses caséeuses; tantôt presque limpide, séreux, avec quelques flocons (pus en voie de résorption).

MARCHE. — La marche est d'une grande lenteur, elle se compte par années. Souvent, après les phénomènes douloureux, apparaît la gibbosité, puis les abcès par congestion et la paraplégie.

Tant que les abcès restent fermés, l'état général peut n'être pas mauvais, à moins que ne se développent des troubles trophiques et des escarres.

Mais sitôt que l'abcès est ouvert, sitôt qu'apparaissent les *infections secondaires*, l'état général décline, la fièvre hectique s'allume, l'enfant succombe, soit par septicémie, soit avec de la dégénérescence amyloïde des viscères.

Terminaisons. — La *guérison* peut se produire à toutes les périodes; dans la pratique, on ne la rencontre que quand le foyer reste fermé ; le sujet reste atteint d'une gibbosité avec ses conséquences.

La paraplégie peut s'amender et même disparaître.

La mort est la terminaison constante des foyers ouverts : *septicémie, dégénérescence amyloïde, méningite tuberculeuse*, sont les modes ordinaires de terminaison de ces cas.

Formes. — *a*) Suivant la variété anatomique.

Ostéite caverneuse. — Gibbosité, abcès froids.

Ostéite superficielle. — Plus rare : pas de gibbosité. La paraplégie peut appartenir à l'une ou l'autre de ces formes ; l'abcès froid se rencontre dans la moitié des cas.

b) Suivant le siège en hauteur.

Mal sous-occipital. — Etudié dans un chapitre spécial.

Foyer cervical. — Les douleurs sont cervico-brachiales. La paraplégie est inconstante : quand elle se produit, elle atteint d'abord les membres supérieurs, puis les membres inférieurs. On note quelquefois des troubles viscéraux : tachycardie, dysphagie, inégalité pupillaire, etc.

Les abcès sont constants : les uns fusent latéralement avec le plexus brachial dans le creux sus-claviculaire ou dans l'aisselle; les autres font saillie dans le pharynx et peuvent comprimer l'œsophage et fuser jusque dans le médiastin.

La gibbosité est relativement rare.

Foyer dorsal supérieur. — La gibbosité est presque constante; elle entraîne un aplatissement antéro-postérieur du thorax ; au contraire, les déformations du bassin sont rares et légères. Paraplégie et abcès peuvent ne pas se montrer.

Foyer dorsal inférieur. — Cette forme a servi de type à la description.

Foyer lombaire. — Gibbosité plus rare, peu visible, entraînant seulement un raccourcissement du tronc, mais retentissant gravement sur le bassin; c'est à ces cas qu'appartiennent la *spondylizème* et la *spondylolysthèse*.

Paralysie rare, flasque d'emblée (compression de la queue de cheval), incontinence des sphincters. Souvent les compressions nerveuses sont dissociées.

Les abcès froids sont facilement appréciables dans la plupart des cas.

Pronostic. — Il varie beaucoup avec le siège de la tuberculose, le degré de la maladie et surtout l'état des abcès froids.

La persistance des déformations, la possibilité de

la généralisation tuberculeuse doivent entrer en ligne de compte.

Diagnostic. — Lorsque des douleurs en ceinture coexistent avec une paraplégie, un abcès froid ou surtout une gibbosité, le diagnostic de tuberculose vertébrale s'impose.

Symptômes douloureux seuls. — Le lombago, le rhumatisme des membres, le *rhumatisme vertébral* sont reconnus par l'exploration méthodique, sans qu'on soit obligé d'attendre l'apparition d'un nouveau symptôme.

Paraplégie. — Les deux causes les plus fréquentes de paraplégie, chez l'enfant, sont le mal de Pott et la *poliomyélite antérieure:* celle-ci se développe chez des sujets plus jeunes, s'accompagne de troubles vaso-moteurs, d'abolition des réflexes, de modification des réactions électriques et d'atrophie musculaire.

Les *rachitiques* ont une impotence des membres inférieurs, quelquefois jointe à une cyphose, qu'il ne faudrait pas prendre pour un mal de Pott: l'absence de phénomènes douloureux est le meilleur caractère différentiel.

Le *traumatisme*, qui est si souvent incriminé à tort dans le mal de Pott, ne peut donner lieu à une paraplégie que s'il a été d'une rare intensité (fracture du rachis).

Gibbosité. — Rappelons que la gibbosité du mal de Pott est ordinairement angulaire, et médiane; on la distingue donc facilement de la *scoliose de l'ado-*

lescence, qui est en outre indolore et d'apparition plus tardive.

Le *rachitisme* donne lieu à une cyphose, qui a pour caractère d'être à grand rayon, lombaire, non douloureuse et réductible quand on place le sujet à plat ventre sur une surface horizontale ou concave.

Les *végétations adénoïdes* donnent lieu à une cyphose dorsale supérieure, avec déformations thoraciques, qui est légère et curable par le traitement spécial.

Abcès froid. — Les abcès froids passent inaperçus, si on n'a pas la précaution d'examiner méthodiquement la fosse iliaque des sujets atteints de troubles vertébraux.

Quand ils sont apparents, fluctuants et réductibles, ils prêtent rarement à l'erreur :

La *hernie* est réductible avec gargouillement, toujours sonore chez l'enfant, et reste un symptôme isolé.

Les abcès froids d'autre provenance doivent être distingués avec soin : la *coxalgie* pour les abcès inférieurs, les *ganglions* pour les abcès cervicaux, sont les causes ordinaires de ces abcès.

Traitement. — **Cas sans gibbosité, ni abcès,** — Le décubitus dorsal dans la gouttière de Bonnet sur une claie ou sur une planche matelassée doit être maintenu, nuit et jour, pendant plusieurs mois.

Paraplégie. — Commande rarement une intervention spéciale, sauf le cas exceptionnel où elle accompagne aussitôt une inflexion survenue brusquement : ces cas sont justiciables du redressement.

Gibbosité. — Cet accident commande le repos au lit absolu, tant que la lésion n'est pas guérie d'une façon évidente.

Le redressement brusque sous chloroforme, avec tractions sur les deux extrémités du tronc et pressions sur la gibbosité, est une intervention qu'on réserve aux cas récents, facilement réductibles ou accompagnés de compression médullaire récente (Chipault, Calot). Beaucoup de chirurgiens ne le pratiquent dans aucun cas. On l'a accusé de déterminer de la granulie, des déchirures intra-médiastinales d'abcès ou de vaisseaux; mais le reproche le plus grave est qu'il est le plus souvent inefficace.

Quand la convalescence est assurée, on permet la marche avec des appareils orthopédiques, mais surtout avec un *corset de Sayre*, dont l'efficacité est beaucoup plus grande :

Mode d'application : l'enfant est suspendu par deux bretelles, l'une mentonnière, l'autre sous-occipitale, qui se rejoignent au-dessus de la tête; la traction, qu'on peut régler avec une mouffle, est telle que les pieds touchent le sol par leur pointe. Le corps est couvert d'un simple jersey, qui déborde largement les points limites de l'appareil ; les épines iliaques et la gibbosité, si elle est angulaire, sont garnis d'une couche d'ouate de un centimètre d'épaisseur. L'appareil est fait avec des bandes de tarlatane saupoudrées de plâtre, et mouillées à mesure des besoins. Les épines iliaques constituent le point d'appui principal. On prend le thorax dans les formes dorso-lombaires; le thorax et le cou dans les formes dorsales et cervicales. Si la gibbosité présente une tendance à l'escarrification, on perce une fenêtre au point le plus saillant, au grand détriment de la solidité de l'appareil.

Le corset de Sayre doit rester en place plusieurs mois.

Les inconvénients sont : la lourdeur, le manque d'aération de la portion enveloppée (irritation de la peau, etc.), la souillure par les excréments, la difficulté qu'il apporte à la surveillance des abcès froids.

Abcès froids. — On intervient seulement quand l'abcès est volumineux et menace de s'ouvrir : ponction évacuatrice et injections d'éther iodoformé ou de naphtol.

L'incision ne se pratique que quand la fistulisation est sur le point de se produire.

XXXIV. — TORTICOLIS

Définition. — Le nom de torticolis peut être appliqué à des affections disparates d'origine osseuse, musculaire ou cicatricielle. Mais il existe un ensemble symptomatique formant un tout distinct : le *torticolis congénital*.

Étiologie. — C'est une affection assez *fréquente*. Elle atteint également les deux *sexes*.

Le plus souvent, il n'y a rien à noter dans les antécédents héréditaires. Quelquefois, mais inconstamment, l'accouchement de l'enfant atteint de torticolis a été laborieux (forceps et plus souvent encore *accouchement par le siège*).

Anatomie pathologique. — Myosite interstitielle avec atrophie des fibres musculaires; les coupes longitudinales ont montré qu'il n'y avait pas rupture musculaire.

Les troncs et les filets nerveux sont intacts.

Les troncs carotidiens du côté atteint sont notablement plus petits que ceux du côté opposé.

Conclusion : c'est une atteinte primitive des éléments conjonctifs du muscle.

Pathogénie. — Elle est encore obscure :

Théorie de la *malformation congénitale*, au même titre que le pied-bot ou la luxation congénitale de la hanche. Cette théorie a pour elle des cas de torticolis avec malformations multiples existant dès la naissance. Mais ce sont probablement des cas exceptionnels, car le torticolis à proprement parler congénital est très rare.

Théorie de la *myosite traumatique :* pendant l'accouchement, se produit une rupture musculaire, au moins partielle, donnant lieu à un hématôme; celui-ci s'organise en tissu fibreux, qui se rétracte et sclérose les fibres musculaires. Les objections de Petersen prouvent seulement que tous les hématômes obstétricaux du sterno-mastoïdien ne sont pas toujours suivis de torticolis.

Symptômes. — Il est exceptionnel qu'au moment de la *naissance* on remarque quelque chose de particulier : hématome du cou, attitude vicieuse. Le plus souvent la déformation apparaît dans les premières années.

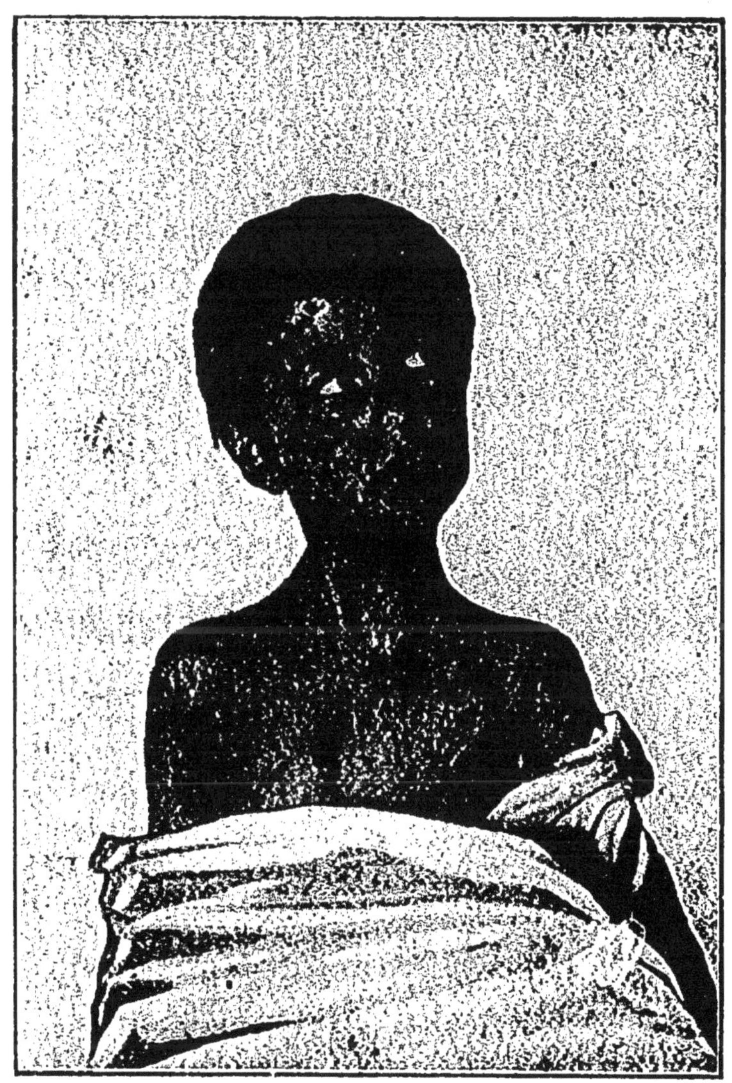

Fig. 5. — Torticolis.

La tête est *penchée* (fig. 5), suivant la ligne d'action du sterno-mastoïdien : la face regarde du côté opposé à la lésion et en haut. On distingue plusieurs variétés de torticolis : le torticolis du chef sternal, caractérisé par la rotation de la tête; le torticolis du chef claviculaire avec forte inflexion latérale; le torticolis total, qui est le plus fréquent.

C'est surtout la palpation combinée à la mobilisation de la tête, qui permet de reconnaître la variété en montrant la présence d'une *corde musculaire*.

Dans certains cas plus rares, il y a participation du trapèze, du splénius.

L'attitude vicieuse entraîne des *attitudes compensatrices :* élévation de l'épaule, scoliose dorsale ou dorso-lombaire à convexité opposée au siège du torticolis.

Mais toutes ces *déformations sont réductibles :* totalement en ce qui concerne la scoliose, partiellement pour la déformation cervicale : en corrigeant la déviation, on sent une résistance élastique dans le muscle atteint, et on observe les mouvements dans les pièces osseuses du cou.

Le torticolis ancien détermine des déformations persistantes et par conséquent beaucoup plus graves : *atrophie de la face* du côté de la lésion, portant sur les parties molles et sur les os; — augmentation de la bosse occipitale du côté opposé, d'où production de déformation oblique ovalaire.

Pronostic. — Le torticolis congénital n'a aucune tendance spontanée à la guérison; mais quand il n'est pas trop ancien, il est parfaitement curable par le traitement. Doivent seulement entrer en considération la persistance de l'hémi-atrophie faciale et la possibilité de récidives.

Diagnostic. — Le début de l'affection dans les premières années de la vie, la constatation de la corde musculaire et l'indolence caractérisent le torticolis congénital.

Les *arthrites cervicales* ou sous-occipitales se reconnaissent aux douleurs, à la rigidité plus complète, quelquefois aux déformations osseuses palpables et aux abcès. La différence de pronostic est capitale.

La *scoliose* n'est pas congénitale et ne s'accompagne pas de contracture du sterno-mastoïdien.

Le *torticolis rachitique* s'accompagne de signes de rachitisme grave; la déformation peut être plus complètement corrigée, du moins au début.

Le *torticolis paralytique* (paralysie infantile des muscles du cou) est exceptionnel ; on le reconnaît à l'exploration électrique des muscles du côté opposé à celui de la déviation.

Le *torticolis rhumatismal* peut débuter jusqu'à un âge assez avancé; la douleur est vive, l'attitude est variable d'un jour à l'autre. Il peut devenir permanent et réclame alors un traitement analogue à celui du torticolis congénital.

Le *torticolis psychique* apparaît chez des adolescents; la contracture musculaire atteint plusieurs muscles et elle cède à l'anesthésie. Le traitement est la suggestion.

Traitement. — Essayer d'abord le *massage*, les exercices de gymnastique orthopédique et les appareils à large point d'appui thoracique et même iliaque dans l'intervalle des séances de mobilisation.

En cas d'échec dans les cas précédents, et même d'emblée dans les cas accentués, recourir au traitement opératoire :

Le *ténotomie sous-cutanée* convient surtout aux cas légers, avec rétraction isolée du chef sternal (exceptionnel). Dans les cas accentués, elle exposerait à la blessure des vaisseaux, à la récidive.

La *section du muscle à ciel ouvert* permet aussi la section de brides fibreuses profondes, dont la persistance compromettrait le résultat.

C'est seulement en cas d'échec du précédent traitement qu'on pourrait pratiquer l'*extirpation musculaire* de Mikulicz, qui a pour inconvénient de laisser une cicatrice visible et de causer une déformation de toute la région.

Dans tous les cas, après chacune de ces interventions, il faut placer le sujet dans un appareil plâtré mettant la tête en hypercorrection et compléter ensuite la guérison par des mouvements gymnastiques.

XXXV. — MAL SOUS-OCCIPITAL

Étiologie. — Le mal sous-occipital, non spécial à

l'enfance, est cependant plus fréquent dans cette période.

Anatomie pathologique. — Les lésions *prédominent* dans l'articulation atloïdo-axoïdienne : os érodés ou fracturés (principalement le corps et l'arc antérieur), cartilages détruits, ligaments désinsérés, tel est le type des altérations qu'on rencontre.

La moëlle peut être atteinte de méningo-myélite, ou seulement être comprimée par l'apophyse odontoïde luxée, ou par un abcès intrarachidien.

Symptômes. — Les *douleurs* sont intenses et revêtent le caractère de névralgies irradiées le long du cou et des membres supérieurs.

L'*attitude* est caractéristique; le malade reste couché volontiers; lui ordonne-t-on de se lever, il essaye péniblement de le faire et, croisant les deux mains derrière l'occiput, il se soulève avec précaution.

L'examen permet de localiser des *points douloureux :* dans la fossette sous-occipitale, sous la mastoïde, sur l'apophyse épineuse de l'axis, sur les faces antérieures des vertèbres (toucher buccal).

On constate la présence de *ganglions* cervicaux nombreux, souvent asymétriques.

Marche et complications. — Les *abcès froids* sont les uns sous-claviculaires, les autres pharyngiens et ne peuvent être révélés que par le toucher buccal.

Au bout de quelque temps, devenus volumineux,

ils compriment le pharynx et déterminent de la gêne de la déglutition.

S'ils viennent à s'ouvrir, l'infection emporte rapidement le malade.

La *paraplégie* a pour caractère de prédominer aux membres supérieurs, les réflexes sont exagérés, mais les contractures sont rares et tardives.

Les *troubles pupillaires* sont fréquents par lésion de la chaîne sympathique.

TERMINAISONS. — La maladie peut *guérir ;* mais souvent aussi elle se termine par la mort qui survient soit par *septicémie*, soit par *inanition*, soit par *luxation brusque* de la tête en avant : l'apophyse odontoïde vient comprimer le bulbe (elle monte relativement haut à cause du tassement des vertèbres atteintes) et détermine la mort subite.

Les luxations lentes au contraire sont compatibles avec une survie assez longue, surtout quand l'apophyse odontoïde est fracturée ; on reconnaît ces luxations par la saillie anormale que donne l'arc antérieur de l'atlas au toucher buccal.

Les autres variétés de luxations sont exceptionnelles.

PRONOSTIC. — Il est donc très grave.

DIAGNOSTIC. — Il s'appuie sur le caractère irréductible de la déformation, sur la persistance des douleurs, sur les adénites et sur les phénomènes de compression. La production d'un abcès froid vient lever tous les doutes.

Pour le diagnostic différentiel, voir *Torticolis*.

Traitement. — Il consiste dans l'*immobilisation* aussi complète que possible dans des minerves plâtrées, qui exercent en même temps une certaine traction.

Les abcès, dès qu'ils auront tendance à s'ouvrir, seront plutôt incisés par la voie cutanée qui favorise moins les infections, que l'ouverture spontanée buccale.

XXXVI. — ADÉNITE TUBERCULEUSE CERVICALE

Étiologie. — C'est une maladie qui est d'une extrême *fréquence* chez les enfants.

Causes prédisposantes. — L'*hérédité* similaire se retrouve dans la moitié des cas.

Les causes débilitantes sont fréquentes : rougeole, coqueluche, misère sociale ; néanmoins, il est fréquent de rencontrer ces adénites chez des sujets qui ont l'apparence d'une bonne santé. Elles constituent un des attributs de l'*état scrofuleux*.

Cause déterminante : la *contagion*, dont nous aurons à étudier le mécanisme.

Anatomie pathologique. — Comme partout, la tuberculose passe ici par les *phases* de l'inflammation et de la caséification. Ultérieurement, le ganglion peut se ramollir, ou subir des transformations fibreuse, calcaire, etc.

Le tubercule *débute* dans les follicules de la périphérie, ce qui est une preuve en faveur de l'origine lymphatique de l'infection.

Autour du paquet ganglionnaire se trouvent de

petits ganglions enflammés que l'anatomie pathologique et les inoculations démontrent n'être pas tuberculeux, ou tout au moins bacillifères (1).

Bactériologie. — Le bacille de Koch est trouvé constamment par l'inoculation au cobaye. Pour Arloing, les bacilles de ces ganglions scrofuleux seraient peu virulents; pour Nocard, ils seraient peu nombreux.

Néanmoins, il existe des cas d'adénopathies cliniquement tuberculeuses, qui ne renfermaient que des streptocoques peu virulents.

Pathogénie. — *Causes de l'atteinte des ganglions lymphatiques.* — On constate, sans l'expliquer, que le système lymphatique est chez l'enfant particulièrement apte à réagir aux infections.

Causes de la localisation cervicale. — Le territoire des ganglions cervicaux est peut-être plus souvent tuberculisé que les autres, mais il est certainement plus souvent atteint par des infections banales et leur inflammation peut « faire le lit » de la tuberculose (Verneuil).

Portes d'entrée. — On incrimine les *amygdales* palatines et pharyngiennes, qui contiennent souvent des bacilles de Koch; les lésions sont rares; ces organes alors sont-ils bacillifères ou réellement tuberculisés?

La *carie dentaire* a été quelquefois reconnue tuberculeuse; elle favorise certainement l'adénite.

(1) Petit, *De la tuberculose des ganglions du cou.* Thèse de Paris, 1897.

Voie d'infection. — La voie lymphatique est la plus probable.

Symptômes. — *Début.* — On sent une tuméfaction rénitente et indolore ; la fièvre et la douleur manquent totalement.

Etat. — Après un temps variable, l'adénite est devenue *paquet ganglionnaire :* au sein d'une masse bosselée, on sent des parties de consistance inégale et adhérentes entre elles.

Le retentissement de la tumeur est toujours peu marqué.

Marche. — Souvent l'*envahissement* se poursuit de proche en proche; la chaîne entière du cou se prend, le creux sus-claviculaire est envahi, mais rarement le médiastin.

Localement, des masses deviennent fluctuantes, la peau rougit, s'ulcère et laisse écouler du pus grumeleux.

On reconnaît à première vue la nature de ces *fistules* à bord décollés et violacés (participation de la peau) à orifices multiples (*écrouelles*).

La *cicatrice* est gaufrée, irrégulière et indélébile.

Durée.— Elle est indéterminée, et peut être très longue.

Terminaisons.— La *guérison* spontanée ou après suppuration est habituelle; dans quelques cas, la suppuration dure indéfiniment.

Quelques sujets succombent à la *granulie*.

FORMES. — *Adénite aiguë.* — La nature tuberculeuse pure a été contrôlée par la bactériologie.

Tuberculose uniganglionnaire.

Lymphadénome tuberculeux. — Il est caractérisé par la tendance, qu'il possède, à envahir de proche en proche plutôt qu'à suppurer.

PRONOSTIC. — Il est en général très bénin, en mettant à part la longueur de la maladie et la possibilité de cicatrices disgracieuses.

DIAGNOSTIC. — Il s'appuie sur la constatation de masses dures, qui subissent lentement le ramollissement.

Le *lymphadénome* se reconnaît à sa marche rapide.

Les *abcès froids ossifluents* ont une origine qui, au cou, passe rarement inaperçue.

Les *kystes dermoïdes* sont isolés, bien mobiles, congénitaux et, dans la région sous-maxillaire, presque toujours médians.

TRAITEMENT. — Le *traitement général* par l'aération, les iodures et l'huile de foie de morue présente une importance capitale.

Localement, après avoir *enlevé les causes d'infection*, on peut tenter les *injections interstitielles*, même dans les cas d'adénites fluctuantes.

En cas d'accroissement qui fait supposer prochaine l'ouverture de la poche suppurante, il faut recourir à l'*extirpation*. L'incision peut n'être pas grande, car les ganglions peuvent être dirigés vers elle par expression.

Les connexions avec les grosses veines rendent souvent l'extirpation laborieuse.

XXXVII. — ANOMALIES DES MEMBRES

§ 1er. — Anomalies par excès.

Membres supplémentaires. — Ce sont des cas exceptionnels, qui s'expliquent par la fusion de monstres multiples (monstres parasitaires). Ils sont souvent assez gênants par eux-mêmes ou par la curiosité qu'ils attirent, pour que les sujets, qui en sont porteurs, en demandent l'ablation.

Polydactylie.— Elle est beaucoup plus fréquente ; le nombre maximum de doigts qu'on a observé est de douze. Leur forme est très variable.

Les uns sont *normalement développés* et peuvent être respectés.

Les autres, *irrégulièrement développés*, ballants et exposés aux traumatismes, doivent être amputés.

Une variété fréquente est le *pouce bifide*, pour lequel Kirmisson recommande la syndactylie artificielle.

Hypertrophies congénitales. — Quoique cette variété de dystrophie ait été observée ailleurs (face, langue), c'est aux membres qu'on la rencontre le plus souvent.

Les faits groupés sous cette rubrique sont disparates :

Lymphangiomes diffus analogues aux kystes séreux multiloculaires du cou. (Voir *Kystes séreux.*)

Cette variété porte encore le nom d'*éléphantiasis congénital*.

Hypertrophies simples, portant sur tous les éléments (tissu adipeux, vaisseaux, muscles et os). En réalité, certains éléments prennent un développement exagéré : des lipomes et surtout des angiomes, sur les membres atteints et même sur d'autres parties du corps, sont souvent notés dans ces cas.

La pathogénie en est encore inconnue. Deux théories été émises : la théorie vasculaire (Trélat et Monod) subordonne l'hypertrophie à la stase sanguine ; — la théorie nerveuse incrimine les métamères spinaux.

Le traitement peut d'abord consister en ligatures atrophiantes des principaux vaisseaux; l'amputation doit être la ressource ultime.

§ 2. — Anomalies par défaut.

Ce sont les plus fréquentes des malformations des membres; dans la plupart des cas, elles sont multiples et symétriques.

VARIÉTÉS. — **Ectromélie.** — C'est l'arrêt de développement de tout le membre ; souvent il reste un petit tubercule, rudiment du membre absent.

Hémimélie. — Arrêt de développement de l'extrémité d'un membre.

Phocomélie. — Arrêt de développement des segments moyens d'un membre, la racine et l'extrémité étant plus ou moins développées; il en résulte la formation d'un membre analogue à celui des phoques.

Ectrodactylie. — C'est une déformation fréquente, qui coïncide souvent avec la syndactylie. Lorsqu'elle porte sur le pouce, il y a souvent en même temps absence congénitale du radius, mais non toujours (Kirmisson).

Une forme très spéciale d'ectrodactylie est celle qui s'accompagne de bifurcation de la main (pince de homard).

Absence congénitale du radius.— Elle a pour conséquence une déviation de la main sur le bord cubital (main-bote) et souvent l'ectrodactylie du pouce.

Absence congénitale du péroné. — A cause de la déformation angulaire de la jambe en dehors et en arrière, l'affection est le plus souvent qualifiée de *fracture de jambe intra-utérine*, dont elle diffère cliniquement par des malformations des orteils.

Absence congénitale du tibia. — Se reconnaît à une flexion extrême de la jambe sur la cuisse.

Pathogénie.— Deux théories ont été émises et se partagent probablement les cas.

Amputations congénitales déterminées par des brides amniotiques, par des adhérences de l'amnios. Cette explication a été vérifiée anatomiquement pour certains cas; elle s'applique bien à l'ectromélie et l'hémimélie, mais non aux autres cas.

Arrêt de développement primitif d'un point osseux — qui explique la phocomélie, et les absences congénitales de l'un des os du deuxième segment des membres.

Syndactylie. — C'est le fusionnement des doigts par leurs parties latérales.

Variétés. — **Syndactylie membraneuse.** — Caractérisée par des adhérences purement cutanées, ou tendineuses entre les doigts. Tous les intermédiaires existent entre la main palmée et la syndactylie étroite qui, cliniquement, se distingue difficilement de la variété suivante, par la mobilité des pièces osseuses juxtaposées.

Syndactylie osseuse. — C'est une sorte d'ectrodactylie avec doigt bifide. L'inconvénient serait minime s'il n'y avait en même temps déviation de la masse digitale.

Pathogénie. — Le syndactylie s'explique par la persistance de l'état fœtal antérieur au troisième mois de la vie intra-utérine.

Traitement. — La multiplicité des traitements qui ont été proposés montre la grande difficulté de la cure de cette difformité ; le point difficile est d'obtenir une commissure stable ; les uns font d'abord la commissure (Félizet), les autres cherchent à rendre impossible l'ascension de la commissure en recouvrant d'abord les parties latérales (Didot).

XXXVIII. — FRACTURES DU COUDE

Étiologie. — C'est une lésion assez particulière à l'enfance.

Anatomie pathologique. — En négligeant les cas rares, les deux variétés les plus fréquentes sont les suivantes :

Fracture du condyle externe, qui détache l'épicondyle, le condyle et une moitié de la trochlée.

Fracture supra-condylienne, qui détache toute l'extrémité inférieure de l'humérus.

Mécanisme. — Ces fractures résultent de chutes sur la paume de la main.

La fracture du condyle externe peut s'expliquer par un arrachement ligamenteux, la supracondylienne par la simple propulsion.

Symptômes. — La douleur, l'impotence, la crépitation, le gonflement, les ecchymoses sont d'observation courante. L'exagération des mouvements de latéralité peut appartenir aux deux variétés.

Fracture du condyle externe : l'extrémité inférieure de l'humérus paraît élargie.

Fracture supra-condylienne : on a les apparences d'une luxation du coude ; saillie de l'extrémité inférieure de l'humérus, saillie postérieure de l'avant-bras, etc. Mais si la réduction s'obtient avec plus de facilité, la contention est des plus difficiles et la déformation se reproduit presque spontanément.

Terminaison. — La restitution complète des mouvements est rare dans la fracture supra-condylienne à cause du *déjettement* persistant en arrière qui limite la flexion, et à cause des jetées ostéophytiques.

Diagnostic. — Il se fait par l'exploration méthodique, par la *radiographie*.

L'*entorse* ne présente pas d'ecchymoses aussi accentuées.

La *luxation du coude* en arrière est plus difficile à réduire, mais se maintient réduite.

Traitement. — L'*appareil plâtré* doit être appliqué en flexion à angle droit ou aigu et ne pas être laissé plus de dix à quinze jours.

Le *massage* achève la guérison.

Le traitement opératoire des fractures à grand déplacement est encore à l'étude.

XXXIX. — LUXATION DE LA TÊTE DU RADIUS EN BAS

Étiologie. — C'est une luxation presque *spéciale à l'enfance*, à cause sans doute de son mécanisme.

Le *mouvement* qui lui donne naissance est la traction verticale en haut exercée sur le bras, comme le cas se présente pour un enfant auquel on veut faire franchir un obstacle ou que l'on veut empêcher de tomber. En outre un mouvement de rotation est nécessaire, soit en pronation, soit en supination.

Anatomie pathologique. — Le sens du déplacement sera étudié aux symptômes; il existe une *interposition ligamenteuse* entre la cupule radiale et le condyle huméral ; ces fibres appartiennent au ligament annulaire.

D'autres auteurs admettent des lésions différentes, mettent l'obstacle dans la tubérosité bicipitale, dans le bord inférieur de la petite cavité sigmoïde, et même dans l'articulation radio-cubitale inférieure.

Symptômes. — L'*attitude* est celle de la demi-flexion; la main est dans une situation intermédiaire à la pronation et à la supination.

Les *mouvements spontanés* sont impossibles.

Les *mouvements provoqués* d'extension, deflexion, de pronation et de supination sont très limités.

L'*exploration* donne des renseignements incertains, car le déplacement est souvent petit et d'évaluation délicate.

Pronostic. — Il est bénin, car la réduction est facile et elle n'est pas suivie de troubles fonctionnels durables. D'ailleurs des lésions du coude beaucoup plus graves se réparent aisément chez l'enfant.

Diagnostic. — C'est surtout par les commémoratifs (traction brusque, craquements perçus par la personne qui tenait l'enfant) et par les signes fonctionnels que se fait le diagnostic.

L'*entorse* succède à des pressions plutôt qu'à des tractions; elle n'entraîne pas une limitation auss complète des mouvements. L'erreur doit être évitée, car la réduction de la luxation abrège la durée de l'impotence.

Les autres traumatismes du coude (luxation, fractures) se reconnaissent aux déformations.

Traitement. — 1° Exercer un forte traction suivant l'axe de l'avant-bras en le plaçant en extension ;

2° Mettre la main en supination forcée, en continuant la traction;

3° Fléchir brusquement l'avant-bras sur le bras.

Dans les cas rebelles, on peut en même temps essayer des pressions sur la tête du radius.

XI. — PARALYSIE DOULOUREUSE

Étiologie. — La cause ordinaire de la paralysie est une *traction* violente exercée sur le bras mis en élévation. Il est exceptionnel que la paralysie succède à une contusion directe.

Étant donné ce mécanisme de production, l'enfant en bas-âge, qui commence à marcher, et qu'on retient à chaque instant en le soulevant par le bras, est manifestement prédisposé à cet accident.

Symptômes. — *Début.* — Il est *instantané* et débute avec le traumatisme : l'enfant ressent une douleur qu'il traduit par des cris, et dès ce moment son bras retombe privé de mouvement.

État. — C'est une *paralysie complète :* le bras pend inerte le long du corps, en situation moyenne de demi-pronation.

La *douleur* est le deuxième élément caractéristique ; elle est certainement très violente au début ; dans la suite, elle disparaît en tant que douleur spontanée, mais reparaît à la moindre tentative de mouvements actifs. Le *siège* de cette douleur ne peut être déterminé.

Les *mouvements passifs* sont toujours possibles, tantôt indolores, tantôt très douloureux.

L'*exploration* du membre montre une intégrité absolue des leviers osseux : ni solution de continuité, ni augmentation de volume.

L'état des réflexes, les troubles sensitifs objectifs, l'état de la contractilité électrique n'ont pas été observés.

Marche.— L'affection est encore caractérisée par sa *rétrocession rapide*. La guérison survient soit progressivement, soit subitement.

Durée. — Varie de un à huit jours.

Pathogénie. — Il faut éliminer les cas où existe une lésion palpable : fracture, entorse juxta-épiphysaire d'Ollier, paralysie radiculaire typique du plexus brachial.

L'*origine radiculaire* est invoquée par Chassaignac, qui a le premier décrit ce type morbide ; il incriminait un état statique analogue à celui qu'on admet dans la commotion cérébrale.

Bézy, à la suite d'expériences faites à son instigation, a reconnu que, dans le geste qui détermine ordinairement la paralysie de Chassaignac, le plexus brachial peut être comprimé ou plus souvent encore élongé ; or l'élongation, sans déterminer de ruptures même partielles, cause une paralysie temporaire.

D'autres invoquent une *rupture musculaire*.

Enfin Brunon invoque l'hypothèse de *paralysie par inhibition*, succédant à une excitation douloureuse purement initiale. Cette hypothèse d'une impotence prolongée par idée fixe d'une douleur passée fait rentrer actuellement cette paralysie dans le cadre des paralysies par suggestion, c'est-à-dire dans celui de l'hystérie.

En somme, on ne sait même pas s'il s'agit dans ces cas d'une *paralysie réelle*, ou d'une *impotence fonctionnelle*, ou d'une *impotence psychique*.

Diagnostic. — La paralysie douloureuse présente une grande importance surtout à ce point de vue ; le début subit, la douleur, l'absence de signes physiques et enfin la rapide guérison la caractérisent.

La *paralysie radiculaire vraie* s'accompagne, du moins au début, de troubles sensitifs objectifs; l'impotence est plus limitée, la paralysie est véritable et plus durable (atrophie musculaire, troubles des réflexes, variation de la réaction électrique).

L'*entorse juxta-épiphysaire* d'Ollier se reconnaît à la tuméfaction du col de l'humérus.

La *fracture de la clavicule* est l'affection la plus fréquente, qui peut prêter à confusion dans un cas de cette nature. On la reconnaît aux signes physiques.

L'*entorse de l'épaule*, la *rupture musculaire* ne sont peut-être pas nettement distinctes de la paralysie douloureuse, si on accepte l'explication pathogénique de l'impotence psychique.

Traitement. — Tout traitement est inutile dans une maladie aussi bénigne.

XLI. — LUXATION CONGÉNITALE DE LA HANCHE

Étiologie. — C'est la plus *fréquente* des luxations congénitales.

Le *sexe* féminin est atteint d'une façon prépondérante.

Les *causes prédisposantes* se ramènent à l'hérédité similaire, qui est assez fréquente.

ANATOMIE PATHOLOGIQUE. — Ce qui frappe tout d'abord c'est l'*arrêt de développement* portant sur tous les éléments de l'articulation : la cavité cotyloïde est petite et tend à se combler; l'os iliaque est d'une épaisseur si faible qu'il serait chimérique de vouloir creuser davantage la cavité articulaire; la tête fémorale est grêle et fortement coudée sur la diaphyse.

D'ailleurs rien de ce qui caractérise une véritable luxation : la *capsule* articulaire est mince, mais intacte.

Les *muscles* périarticulaires sont petits, mais de structure normale.

La luxation entraîne des *déformations du bassin*, qui peuvent, dans l'avenir, déterminer de grandes difficultés pendant les accouchements. Quand la luxation est unilatérale, la déformation porte sur le côté du bassin opposé à la lésion.

Examinée *à la naissance*, l'articulation montre moins une luxation qu'une laxité pouvant favoriser la luxation.

PATHOGÉNIE. — Ces constatations anatomiques ruinent les théories, qui attribuaient la luxation congénitale à un traumatisme intra-utérin ou obstétrical, à une arthrite, à une poliomyélite. On peut seulement conclure que la luxation congénitale est déterminée par un *arrêt de développement* de toute l'articulation.

SYMPTÔMES. — *Début.* —La luxation congénitale n'est pas constituée à la naissance; elle ne se produit que quand l'enfant cherche à marcher en outre la *marche est tardive*.

État. — Les signes diffèrent suivant que la luxation est unilatérale ou bilatérale, ce qu'on rencontre avec une égale fréquence.

Luxation unilatérale. — *Attitude.* — Dans les cas légers, il y a seulement un raccourcissement, facilement compensé par le basculement du bassin et par des courbures de la colonne vertébrale.

Quand la luxation est notable, le membre raccourci ne pose plus que sur les orteils, la cuisse reste fléchie sur le bassin et en adduction et rotation interne.

La *démarche* est troublée : à chaque pas, le membre atteint est cause d'une claudication accentuée.

L'*exploration* montre la présence de la tête dans la fosse iliaque externe. Le grand trochanter est remonté au-dessus de la ligne qui joint la tubérosité de l'ischion à l'épine iliaque antéro-supérieure.

Luxation bilatérale. — *Attitude.* — Les membres inférieurs sont d'une brièveté qui choque la vue, quand on les compare à la longueur normale du tronc.

La double flexion des cuisses sur le bassin entraîne un mouvement de bascule en arrière du bassin, auquel s'associe une lordose lombaire.

Les deux genoux sont en contact à cause de l'adduction, souvent même ils doivent chevaucher l'un sur l'autre.

Quand les lésions sont inégales, il se produit une *scoliose compensatrice*.

La *démarche* est caractéristique : à chaque pas, le tronc oscille, le membre, qui supporte l'effort, paraît entrer dans le bassin. C'est la *démarche en canard*.

Marche. — Pendant plusieurs années, la luxation s'accentue, puis arrive à une période de fixité.

L'*impotence* est des plus variables et n'est pas toujours en rapport avec le degré de la luxation.

Complications. — Il n'est pas rare que les violents traumatismes auxquels est soumise l'articulation malade détermine l'apparition d'une *coxalgie*.

Pronostic. — La luxation congénitale est toujours grave, parce qu'elle constitue une *difformité* définitive ; en outre, c'est une *infirmité* qui rend la marche difficile.

Diagnostic. — La luxation dite congénitale ne se diagnostique que quand l'enfant commence à marcher : la marche tardive, la boiterie, les chutes fréquentes sont les signes révélateurs. Le diagnostic précoce est rendu difficile par ce fait que la déformation se corrige, au début, par la station horizontale.

Le *rachitisme* cause aussi un retard de la marche ; on le reconnaît aux nouûres. Quelquefois l'inégale courbure des deux fémurs pourrait faire croire à une luxation qui n'existe pas si l'exploration ne renseignait un observateur attentif.

La *coxalgie* se rencontre à une période un peu plus tardive, les douleurs lui sont particulières, de même la limitation des mouvements.

TRAITEMENT. — Le *traitement sanglant* n'est plus guère usité que pour faciliter la réduction dans les cas difficiles.

On a recours à l'application d'*appareils plâtrés* successifs (*méthodes de Lorenz*), qui poursuit le but de fixer la tête fémorale dans sa position normale par le raccourcissement des parties fibreuses sous l'influence du repos.

Le résultat ne peut être obtenu que chez des enfants très jeunes, et ne l'est pas dans tous les cas.

Les *appareils orthopédiques* sont la dernière ressource.

XLII. — COXALGIE

La coxalgie (*ostéo-arthrite tuberculeuse de la hanche, coxotuberculose*)(Lannelongue) est une des tumeurs blanches les plus importantes à cause de sa fréquence, à cause de la profondeur de l'articulation et à cause des conséquences graves qu'entraînent les affections des membres inférieurs.

ÉTIOLOGIE. — C'est celle de toutes les tumeurs blanches; le traumatisme est ici incriminé encore plus souvent qu'ailleurs.

On a observé des cas de coxo-tuberculose congénitale.

Anatomie pathologique. — L'*os primitivement atteint* est ordinairement le fémur; à en croire les statistiques portant sur les cas opérés, les lésions fémorales et acétabulaires auraient la même fréquence; et les différences d'appréciation tiennent à ce que les cas de tuberculose fémorale guérissent spontanément plus souvent que les autres; les cas fistuleux ont presque tous des lésions acétabulaires.

Le rôle de l'*ulcération compressive* est manifeste à la hanche, car cette articulation est entourée de muscles puissants; et en outre la compression porte en un point limité de l'articulation (en arrière et en haut).

Ainsi s'explique la fréquence des *luxations pathologiques* dans la coxalgie : la tête fémorale empiète d'abord sur le sourcil cotyloïdien, puis chevauche, enfin se luxe dans la fosse iliaque externe.

Symptômes. — *Début.* — Le début de la coxalgie peut être brusque ou lent. Dans ce dernier cas, qui est le plus fréquent, l'enfant se *fatigue* vite, se fait porter pendant les promenades. Il accuse de la *douleur* dans la région de la hanche et dans le genou. Cette douleur disparaît souvent par le repos, pour reparaître à l'occasion d'une nouvelle fatigue.

L'examen de l'enfant donne alors des symptômes caractéristiques.

La *claudication* est quelquefois évidente; d'autres fois, il faut la rechercher plutôt par l'ouïe que par la vue : les pas sont irrégulièrement espacés, suivant la remarque des maquignons (Marjolin). Enfin, chez un sujet qui ne marche pas, ou qui simplement ne veut pas marcher, on reconnaît l'impotence de l'un des membres en suspendant le sujet sous les épaules et en pinçant successivement les deux membres inférieurs.

Placé debout, le sujet prend volontiers ou même exclusivement la *position hanchée* (fig. 6).

L'inspection permet de reconnaître une certaine *atrophie musculaire*, plus facilement appréciable encore par la palpation comparée des masses musculaires antéro-internes des deux cuisses.

L'*adénite inguinale* est assez fréquente.

Mais les principaux signes sont fournis par l'exploration méthodique de l'articulation : le sujet est placé sur un lit dur, étendu sur le dos, les deux cuisses à demi fléchies; une main fixe les deux épines iliaques antéro-supérieures, l'autre imprime des mouvements successivement aux deux membres. On constate ainsi une *limitation de mouvements* d'un côté, et, principalement, de l'abduction (corde des adducteurs).

La *douleur provoquée* s'obtient par la manœuvre précédente, par la percussion du talon (moyen infidèle), par la palpation en dehors des vaisseaux fémoraux, mais surtout par la palpation de la fesse dans un mouvement combiné d'adduction et de flexion. Il est plus rare qu'on use du toucher rectal pour rechercher un point acétabulaire.

Tous ces symptômes sont *variables* au début

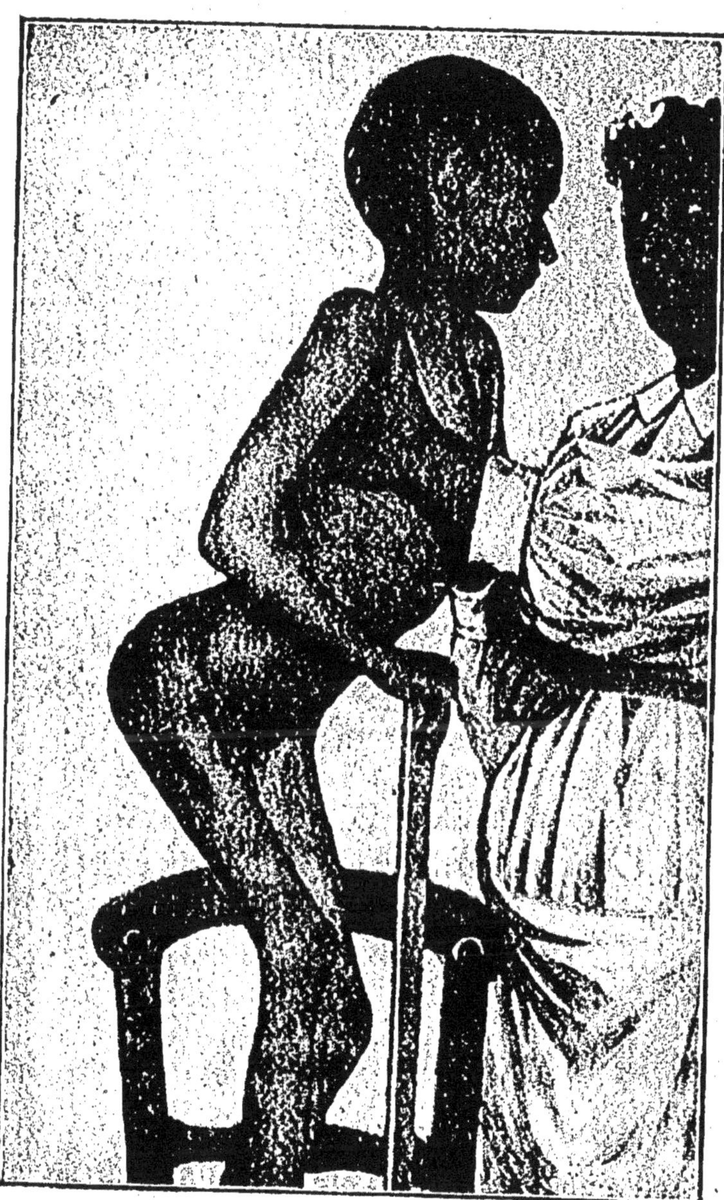

Fig. 6. — Coxalgie.

et peuvent disparaître complètement par le repos.

Période d'allongement apparent. — Ici le doute n'est plus possible ; outre l'atrophie musculaire, l'adénite inguinale et la douleur, la déformation est caractéristique : abduction, flexion et rotation externe. Mais cette attitude entraîne une *attitude compensatrice* : adduction du membre sain, ensellure lombaire et torsion de la colonne lombaire. Aussi le sujet doit-il être examiné nu et sur un plan résistant. On constate alors facilement l'allongement apparent; pour se rendre exactement compte de l'attitude, il faut placer le membre sain dans la position symétrique.

Période de raccourcissement apparent. — Caractérisée par l'adduction, la flexion et la rotation interne : la conséquence est l'abduction du membre sain, et l'ensellure lombaire.

COMPLICATIONS. — **Luxations.** — Elles se produisent dans la troisième période ; nous avons vu qu'elles sont causées par l'usure du sourcil cotyloïdien, quelquefois par une perforation acétabulaire. La variété de beaucoup la plus fréquente est la luxation iliaque, qui a pour symptômes l'exagération de l'attitude ci-dessus décrite, mais surtout le *raccourcissement réel* (difficile à reconnaître par les mensurations) et l'ascension du grand trochanter au-dessus de la *ligne de Nélaton*, qui unit la tubérosité de l'ischion à l'épine iliaque antéro-supérieure.

Abcès. — Les abcès constituent la complication

la plus redoutable de la coxalgie, car, par leur fistulisation, ils deviennent la porte d'entrée des infections secondaires.

Leur *siège* est variable; les plus fréquents sont les antéro-externes, sous la fascia lata; puis viennent les antéro-internes, les fessiers et les pelviens (ouverture péri-anale, ou même viscérale).

Leurs *symptômes* sont atténués, aussi doivent-ils être méthodiquement recherchés par la palpation profonde dans tous les cas et à périodes fixes.

Marche. — La coxalgie ne parcourt pas nécessairement les trois périodes; en tous cas, son évolution se compte par mois et par années.

Les abcès apparaissent ordinairement à la troisième période; mais quelquefois ils sont beaucoup plus précoces; d'autres cas évoluent au contraire sans abcès.

Terminaisons. — La *guérison complète* est rarement observée; ce qu'on obtient le plus souvent c'est la guérison par *ankylose fibreuse* avec plus ou moins de mobilité; les efforts du traitement sont dirigés vers l'ankylose aussi complète que possible en bonne position; les articulations voisines acquièrent alors un surcroît de mobilité, qui permet une bonne fonction du membre.

Mais, dans le cas de coxalgie fistuleuse, c'est la vie du malade, qui est en jeu; c'est dans ce cas qu'on observe la *cachexie amyloïde* ou la *méningite tuberculeuse*.

Pronostic. — Un mauvais état général, les lésions

acétabulaires, l'apparition d'abcès sont des éléments de pronostic fâcheux.

Diagnostic. — *a*) *Au début*, la coxalgie peut passer inaperçue à cause de ses rémissions, ou bien être qualifiée à tort de douleurs de croissance, d'entorse, etc.

L'exploration méthodique de l'articulation fait faire le diagnostic.

b) Quand il y a *attitude vicieuse*, la coxalgie peut être confondue avec toutes les arthrites de la hanche :

Luxation congénitale, indolente et datant des premières années de la vie.

Ostéomyélite périarticulaire (bassin ou surtout fémur) s'accompagnant de température et de phénomènes généraux graves.

Arthrites infectieuses (scarlatine, blennorragie) qu'on reconnaît aux circonstances étiologiques.

Hystérie, qui atteint des sujets un peu plus âgés et se traduit par des douleurs d'une violence disproportionnée. Dans les cas douteux, l'anesthésie chloroformique montre l'intégrité de l'articulation.

c) A la période d'*abcès* et de fistule, c'est par l'exploration des mouvements articulaires qu'on élimine la coxalgie, en présence d'abcès d'origine pottique, trochantérienne ou iliaque.

Le *diagnostic de l'origine des lésions* (acétabulaire ou fémorale) est absolument impossible avant la fistulisation, malgré les règles posées par Boyer, Cazin, Vincent, Barwell. Les abcès cruraux et fessiers appartiennent aux deux variétés; les abcès pelviens sont plus spéciaux aux lésions acétabulaires.

Traitement. — **Première période.** — Immobilisation par l'extension continue ou par l'appareil plâtré à bandes circulaires.

Attitudes vicieuses. — Redresser d'abord par l'extension continue, et, si on le juge nécessaire, appliquer ensuite un appareil plâtré. Dans certains cas, le redressement brusque sous le chloroforme est nécessaire.

Abcès. — Extension continue. Ponction de l'abcès et injection au naphtol camphré.

Fistules. — Tenter le même traitement; s'il n'est pas suivi d'amélioration évidente, résection de la hanche avec curage de la cavité acétabulaire, qui est toujours atteinte dans ces cas.

La brèche est laissée très largement ouverte, et la cicatrisation se produit avec l'extension continue. Le résultat fonctionnel est déplorable, mais il s'agit dans ces cas de la vie de l'enfant.

XLIII. — OSTÉOSARCOME DU FÉMUR

Étiologie. — *Fréquence.* — Les sarcomes osseux sont les plus fréquents de tous; ils siègent de préférence sur les os longs, principalement ceux de la racine des membres, et c'est le membre inférieur qui est le plus souvent atteint. L'ostéosarcome du fémur peut donc être pris comme type de description.

Sexe. — Le sexe masculin est plus souvent atteint (2/3 des cas).

Age. — Rare dans l'enfance, l'ostéosarcome est fréquent dans l'adolescence ; contrairement aux tumeurs épithéliales, il est donc plus fréquent dans le jeune âge.

Causes prédisposantes. — Les antécédents cancéreux sont quelquefois notés chez les parents, de même les maladies par ralentissement de la nutrition.

Causes déterminantes et locales. — Les *traumatismes* sont invoqués souvent, et cependant le sarcôme siège plus volontiers à la racine du membre, qui est nettement moins exposée que l'extrémité. En outre le sarcome se développe de préférence sur l'épiphyse la plus fertile ; on peut donc invoquer la suractivité de la *croissance.*

Anatomie pathologique. — *Siège.* — On peut les diviser en diaphysaires et juxta-épiphysaires, ces derniers étant beaucoup plus fréquents (extrémité inférieure surtout).

Origine. — On les distingue en myélogènes ou *centraux*, les plus fréquents, de siège épiphysaire, de consistance molle et entourés d'une coque osseuse ; — et en *périostiques*, possédant des caractères inverses ; cette variété est plus spéciale à l'âge jeune. Aucun des caractères énumérés n'est constant.

Histologie. — Comme dans tous les sarcomes, il existe deux variétés : la tumeur à *cellules rondes* et celle à *cellules fusiformes*; d'autres méritent le nom d'*endothéliomes*.

Deux productions sont plus spéciales à ces sarcomes : les *myéloplaxes*, pour les sarcomes myéloïdes ou centraux ; les *ossifications* (sarcome ostéoïde ou ossifiant) pour les sarcomes périostiques.

Toutes ces variétés peuvent s'associer entre elles s'accompagnent de tissu fibreux (fibro-sarcome), de néo-formations vasculaires (sarcome télangiectasique), etc.

Symptômes. — *Début*. — Le premier symptôme est ordinairement la douleur ; d'autrefois c'est l'apparition de la tumeur, principalement à l'épiphyse inférieure ; quelquefois c'est une fracture spontanée.

État. — On constate une *tumeur* faisant corps avec l'os ; la *forme* est allongée pour les sarcomes diaphysaires, globuleuse pour les sarcomes périarticulaires ; dans ce dernier cas, l'articulation du genou est surplombée et conserve longtemps une mobilité qui n'est limitée que par les expansions de la tumeur.

La *consistance* est des plus variables : tantôt égale, tantôt inégale. Quelquefois, en certains points, on constate de la fluctuation (sarcomes kystiques, ou pseudo-kystiques par hémorragies) ; — une crépitation spéciale dite *parcheminée* (sarcomes centraux) ; — une crépitation *lamelleuse* (sarcomes ossifiants) ; — des *pulsations* (sarcome télangiectasique), qui s'atténuent sans disparaître quand on comprime la fémorale.

La température locale est augmentée.

La peau est, dans la moitié des cas, sillonnée de veines dilatées. Les ganglions ne sont jamais pris au début ; plus tard peuvent survenir des adénites, qui régressent le plus souvent après l'extirpation du sarcome (adénites inflammatoires).

La *douleur* est un symptôme fréquent, mais qui peut manquer (tumeurs à myéloplaxes) ; elle a des caractères variables et elle obéit irrégulièrement aux influences extérieures (traumatismes, fatigues, ou au contraire exacerbations nocturnes).

L'*état général* reste longtemps excellent ; quelquefois il y a de l'élévation de la température survenant par poussées irrégulières.

Marche. — Puis survient une période d'envahissement de proche en proche, de généralisation et de cachexie.

Les *articulations* se prennent dans le 1/4 des cas (tumeurs centrales seulement) ; la laxité ou la raideur articulaire, les craquements, l'épanchement traduisent cet envahissement.

La *peau* peut s'ulcérer, sans être envahie ; à partir de ce moment, la tumeur fait saillie sous forme de bourgeons charnus suintants et saignants (*hémorragies*).

Les *parties voisines* se prennent (bassin, etc.).

La *généralisation* peut se faire ou bien dans les viscères et principalement le poumon, ou bien dans les os (sarcomatose osseuse généralisée).

Complications. — Parmi les complications, la

plus fréquente est la *fracture spontanée ;* elle est quelquefois très précoce, s'accompagne rarement d'ecchymoses et ne se consolide qu'exceptionnellement.

Durée. — L'évolution varie de 2 mois à 2 ans et mène presque fatalement à la mort.

Terminaisons. — La *guérison* après extirpation n'appartient qu'aux tumeurs organisées (ostéoïdes ou à myéloplaxes), et encore est-elle exceptionnelle.

La mort survient soit par hémorragie, soit par *cachexie progressive* (amaigrissement, diarrhée, etc.).

Pronostic. — Le pronostic se tire de l'*âge* du malade, de la *marche*, de l'*origine ;* les sarcomes périostiques sont les plus graves ; — de l'*examen histologique* après extirpation (structure, quantité de glycogène) ; — de l'examen macroscopique ; en effet, les tumeurs qui se montrent encapsulées donnent moins de récidives.

Diagnostic. — Le diagnostic présente des difficultés variables suivant le siège.

Le sarcome diaphysaire est d'un diagnostic facile. L'*ostéomyélite chronique d'emblée* a pu causer des erreurs, mais elle a une marche plus lente.

Le sarcome de l'extrémité supérieure est presque fatalement pris pour une *coxalgie ;* l'absence de ganglions, l'intégrité relative des mouvements articulaires, la dilatation veineuse et surtout la marche rapide font penser au sarcome.

Les tumeurs de l'extrémité inférieure, très fréquentes, donnent lieu à d'autres erreurs.

La marche est-elle très rapide, on peut penser à une *ostéomyélite*, d'autant plus que l'ostéosarcome peut s'infecter.

Le diagnostic avec l'*anévrysme* se pose rarement chez l'enfant; dans l'anévrysme, la compression de la fémorale fait disparaître entièrement les pulsations et le souffle; de plus, ce sont les plus gros anévrysmes qui battent le moins, contrairement aux sarcomes (P. Delbet).

La *syphilis périarticulaire* se reconnaît aux douleurs nocturnes, au faible retentissement articulaire, à la marche surtout.

La *tumeur blanche* du genou se reconnaît à l'amaigrissement du membre, à l'adénite précoce, à la limitation des mouvements articulaires, à la sensation de fongosités, à la double tuméfaction osseuse, à l'amélioration par le repos. Au début, le diagnostic du sarcome périarticulaire n'est cependant fait qu'exceptionnellement.

Traitement. — Toute tumeur sarcomateuse doit être enlevée le plus tôt possible.

Après extirpation, la *récidive* sur place se produit dans la moitié des cas, et la *généralisation* dans les 2/3 des cas (sarcomes périostiques), ou dans le 1/5 des cas (sarcomes centraux).

XLIV. — GENU-VALGUM

Division. — Il existe deux sortes de genu-valgum : le genu-valgum rachitique datant de l'enfance, et le genu-valgum de l'adolescence ; c'est d'abord ce dernier que nous décrirons.

Genu-valgum de l'adolescence. — Étiologie. — L'*âge* d'apparition de l'affection varie entre 12 et 20 ans. Le *sexe* masculin est le plus souvent atteint comme pour la tarsalgie, à laquelle le genu-valgum ressemble par plusieurs points étiologiques.

Les *causes prédisposantes* sont les fièvres éruptives, le rachitisme ancien et quelquefois complètement guéri en apparence.

Les *causes déterminantes* sont les fatigues physiques pendant la période de croissance active. Il y a quelquefois des causes locales : traumatismes, ostéite voisine, genu-varum ou affection quelconque de l'autre jambe.

Anatomie pathologique. — Le *fémur* est atteint constamment; la déformation caractéristique est l'hypertrophie du condyle interne. C'est seulement dans les cas très prononcés qu'il existe une incurvation en dehors de l'extrémité inférieure de la diaphyse.

Le *tibia* est très peu déformé ; quelquefois seulement, il y a hypertrophie du bord interne du plateau (épine tibiale du genu-valgum).

Ligaments épaissis du côté externe ; allongés et amincis du côté interne.

Au microscope, les lésions osseuses du condyle interne sont celles des os rachitiques. (Voir *Rachitisme*.)

Pathogénie. — Actuellement on n'admet ni la

théorie osseuse, ni la théorie ligamenteuse, ni même la théorie musculaire exclusive. Comme pour la tarsalgie, une *théorie mécanique* mixte tient compte à la fois du surmenage et de l'état d'infériorité des tissus : ces causes agissent chez les *prédisposés* pour exagérer l'attitude normale du membre.

A l'appui de cette théorie, on peut rappeler ce fait que la déviation n'existe que quand le membre est en rectitude ; elle existerait aussi en flexion, si la théorie osseuse de l'hypertrophie générale du condyle était exacte.

SYMPTÔMES. — Nous prendrons comme type le genu-valgum unilatéral.

Déformation primitive. — La principale est la déviation du membre : le condyle interne est saillant et touche celui du membre sain.

Au contraire, les malléoles internes, normalement au contact pendant l'extension, sont éloignées l'une de l'autre.

Les mouvements de l'articulation sont libres ; la déformation se corrige entièrement pendant la flexion ; dans les cas anciens et graves, il y a des mouvements de latéralité de l'articulation.

Attitudes et déformations compensatrices. — Le sujet cherche à corriger la déformation par un certain degré de flexion, qui constitue, avec le déjettement latéral, une cause de raccourcissement. La conséquence est une attitude compensatrice de la colonne lombaire : scoliose lombaire.

A chaque mouvement de marche, le malade évite

de heurter ses condyles internes par une sorte de fauchement disgracieux.

Dans les cas accentués, il y a même genu-varum du membre opposé.

Formes. — **Genu-valgum bi-latéral.** — C'est la déformation du cagneux. Marche très pénible en flexion; les mouvements des membres inférieurs sont limités par l'entrecroisement, l'un des genoux étant toujours placé devant l'autre; le résultat est une démarche en canard.

Genu-valgum rachitique. — Il apparaît dans les premières années. Anatomiquement, les déformations sont plus complexes : outre la déviation du condyle interne, il y a une forte incurvation de l'extrémité inférieure de la diaphyse fémorale, et une épine tibiale. Enfin l'affection est bi-latérale et s'accompagne des déformations rachitiques caractéristiques.

Marche. — On peut distinguer deux périodes : l'une de déformation osseuse primitive, l'autre de déformations secondaires, qui peuvent compromettre le résultat opératoire.

Pronostic. — Il dépend de la forme (le genu-valgum rachitique est curable), du degré de la déforformation, de son ancienneté et de l'état général.

Diagnostic. — Il s'impose; il faut seulement distinguer les diverses formes : genu-valgum rachitique, de l'adolescence, ou symptomatique d'une tumeur blanche du genou.

Il est en outre important de se rendre compte de l'état du fémur et du tibia.

Traitement. — Le *genu-valgum rachitique* guérit spontanément par le traitement général du rachitisme et par le repos au lit. En tout cas, on ne doit pas instituer d'autre traitement avant l'âge de 6 à 7 ans, sous peine de voir la déformation, même bien corrigée, se reproduire rapidement.

Genu-valgum rachitique de l'enfance. — Traitement. — Il est justiciable de l'intervention opératoire, toutes les fois que la déformation est accentuée, car elle est définitive.

Deux méthodes actuellement employées : l'*ostéoclasie* avec les appareils spéciaux, et non pas l'ostéoclasie manuelle aveugle qui produit des lésions articulaires ; — l'*ostéotomie linéaire* de Mac-Ewen à un travers de doigt au-dessus du condyle externe. La technique opératoire est simple : petite incision verticale au-dessus du condyle interne ; introduction d'un ciseau qu'on place ensuite horizontalement ; section partielle de l'os ; ostéoclasie manuelle très facile.

La cicatrice est à peine visible. Les complications (blessure des vaisseaux par échappée postérieure, suppuration) peuvent toujours être évités.

XLV. — TUMEUR BLANCHE DU GENOU

Étiologie. — C'est, avec la coxalgie, la tumeur blanche la plus *fréquente*, ce qu'expliquent à la fois la multiplicité des traumatismes et l'activité de l'accroissement des épiphyses du genou.

Anatomie pathologique. — *Os primitivement atteint.* — C'est le tibia (2/3 des cas), mais quand il y a suppuration les lésions sont doubles.

Dans la tumeur blanche du genou, les lésions diaphysaires sont fréquentes et doivent être recherchées soigneusement au cours des résections.

L'*ulcération compressive* se forme dans une attitude qui explique l'état des os : le quadriceps atrophié laisse se fléchir le genou, le plateau tibial use et ulcère la partie postérieure des condyles, tandis que leur partie antérieure continue à augmenter de volume sous l'influence des lésions inflammatoires, d'où apparence de *sub-luxation en arrière.*

Symptômes. — *Début.* — Cette période est analogue à celle de la coxalgie : fatigue rapide, douleur dans le genou ou dans le tibia, claudication, atrophie musculaire, adénite inguinale.

C'est par l'examen méthodique qu'on reconnaît l'intégrité de l'articulation de la hanche, et la *limitation des mouvements* du genou.

Il existe en outre des *points osseux* douloureux qui sont caractéristiques de l'ostéo-arthrite : point tibial à la partie interne du plateau, points fémoraux, qu'on atteint pendant la flexion forcée de la jambe.

Notons que souvent tous ces signes disparaissent temporairement.

État. — C'est la période des *fongosités*. L'articulation est augmentée de volume ; les culs-de-sac sous-quadricipital et latéro-rotuliens sont distendus par une masse pâteuse de consistance caractéristique.

Les muscles sont atrophiés, et le membre est grêle.

Abandonné à lui-même, le genou ne tarde pas à prendre une *attitude vicieuse* caractéristique ; flexion avec légère déviation en dehors ; les condyles fémoraux saillants donnent à cette attitude une apparence de sub-luxation. On sent sur les bords du losange poplité la saillie des tendons appartenant aux muscles rétractés.

Il existe des *déviations d'origine osseuse*, dont, les unes, survenant au cours de la suppuration, sont dues à l'ostéite, et les autres, survenant après guérison apparente et même très tardivement, sont dues à l'inégal accroissement des cartilages épiphysaires. Ces dernières surviennent chez des sujets réputés guéris, dont le membre atteint n'a pas été soutenu par des appareils appropriés.

Complications. — *Abcès* ossifluents ou arthrifluents : la plupart se collectent sur les parties latérales de la rotule, plus ou moins rapprochés du plateau tibial ; d'autres fois, il se forme de vastes collections entre les masses musculaires du mollet ou dans le creux poplité.

Après l'ouverture de ces abcès, se produisent des *fistules*, dont l'infection peut entraîner la *septicémie*, ou la persistance déterminer la *cachexie amyloïde*.

Marche. — La production d'attitudes vicieuses,

la formation d'abcès ne sont pas des étapes nécessaires.

La durée est toujours longue et se compte par années.

TERMINAISONS. — La *guérison complète* a pu se produire. L'*ankylose fibreuse*,quand elle se fait en bonne position,est une des meilleures terminaisons.

Mais trop souvent, dans les tumeurs blanches négligées, il se produit une *ankylose en flexion*, qui rend le malade impotent,ou tout au moins lui laisse un membre vulnérable.

La mort par *septicémie* devient plus rare depuis les opérations osseuses larges, et depuis que l'amputation est devenue une intervention bénigne.

FORMES. — **Forme hydarthrosique.**— C'est un mode de début assez fréquent de la gono-tuberculose. Chez l'enfant, la majeure partie des hydarthroses du genou sont suivies de tumeurs blanches.

Forme hyperostosique. — Sans abcès, avec forte réaction fibreuse.

PRONOSTIC.— Il est donc toujours grave pour la fonction du membre, et quelquefois pour la vie du malade, quand il se forme des abcès persistants.

DIAGNOSTIC. —*a*) Au début,pendant la période douloureuse, on peut songer à la *coxalgie*,qu'on reconnaît à la limitation des mouvements de la hanche, aux *douleurs de croissance*,qui ne s'accompagnent pas de retentissement articulaire.

b) A la période des fongosités, les erreurs sont plus rares :

Ostéo-sarcome épiphysaire. — Il ne s'accompagne pas d'adénite, est localisé à une seule épiphyse. Quelquefois on constate que la tumeur est animée de battements.

c) A la période des fistules. *Ostéomyélite chronique.* — Fistules conduisant sur les épiphyses; intégrité relative de l'articulation et surtout absence de flexion persistante.

Traitement. — *Avant les abcès.* — Gouttière plâtrée postérieure et compression.

Abcès collectés. — Ponctions et injections modificatrices, en continuant l'immobilisation rigoureuse.

Fistules.— Evidements osseux avec large ouverture du foyer.

Genou en flexion. — Eviter à tout prix le redressement brusque par pression directe,qui expose à la luxation du tibia dans le creux poplité, à la rupture des vaisseaux.

Commencer par essayer l'extension continue ; puis, en cas d'échec, des séances de redressement brusque partiel pendant l'anesthésie.

En dernier recours,résection typique du genou, qui donne un membre solide, mais qui provoque un raccourcissement ultérieur dû à l'atteinte nécessaire des cartilages épiphysaires, les plus fertiles de tout le corps.

XLVI. — PIED BOT

Étiologie. — Le *sexe* masculin est plus souvent atteint.

Les *causes* proprement dites sont inconnues ; l'hérédité est exceptionnelle, contrairement à ce qui se passe pour la luxation congénitale.

Symptômes. — Il existe plusieurs variétés de pieds bots : le *varus équin* (9/10 des cas) et des variétés rares dont le *talus valgus*.

La lésion est *constituée à la naissance*.

Aspect. — La pointe du pied est tournée en dedans ; la face plantaire est devenue verticale postérieure et le dos du pied devenu antérieur (fig. 7).

Bord interne du pied et face plantaire sont incurvés, de façon que l'avant-pied et l'arrière-pied forment entre eux un *angle* tantôt aigu, tantôt obtus. Cet angle est indiqué par un pli vertical.

L'équinisme entraîne la formation de plis transversaux au-dessus du talon.

Exploration. — La malléole interne est peu accessible; dans la région externe, on perçoit une saillie anormale de la *tête de l'astragale* et de l'extrémité du calcanéum.

Enfin l'exploration comporte la recherche du *degré de réductibilité* de la lésion, qui varie dans de larges mesures. Certains pieds bots sont irréductibles dès la naissance.

Marche. — Quand l'enfant commence à marcher, la déviation ci-dessus décrite devient complexe sous l'influence du poids du corps. La déformation s'exagère ; dans les cas accentués, l'enfant marche sur sa

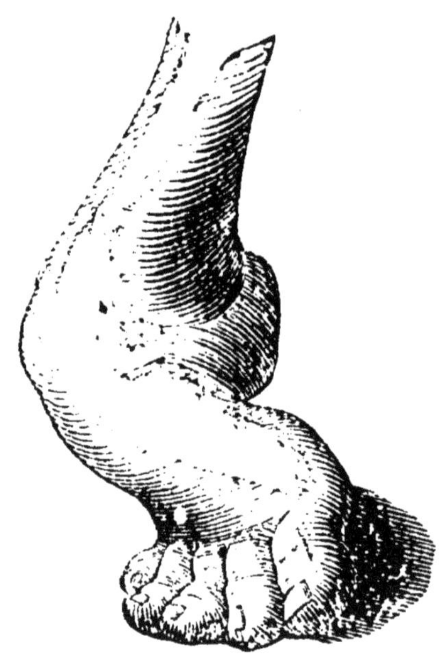

Fig. 7. — Pied bot.

malléole externe, et le pied forme un appendice postéro-interne inutile et encombrant.

On comprend que certains *groupes musculaires* s'atrophient sans dégénérer par manque de fonctionnement, que des *rétractions tendineuses* surviennent.

Une semblable déformation est difficilement corrigée et, quand elle le serait, les muscles n'auraient plus d'action.

Anatomie pathologique. — Dès la *naissance*, il existe des déformations osseuses :

La principale porte sur l'*astragale :* sub-luxation en avant ; exagération de l'angle que forment entre eux l'axe de la tête de l'astragale et celui de la poulie articulaire.

Le *calcanéum* est moins altéré.

L'histologie montre l'*intégrité des muscles* à la naissance.

Pathogénie. — Pour les raisons précédentes, l'hypothèse d'une poliomyélite n'est pas soutenable.

Deux théories se partagent l'explication du pied bot : la *malformation osseuse primitive*, et les *attitudes vicieuses intra-utérines*, soit par brides amniotiques, soit par olighydramnios (l'attitude du pied-bot varus équin est en effet l'attitude normale dans les deux premiers mois)(Eschricht).

Pronostic. — Il dépend de l'*ancienneté* de la lésion, de son *degré*, et surtout de sa *réductibilité* et de l'état des *muscles*.

Diagnostic. — Le caractère congénital du pied bot permet de le reconnaître facilement.

Le *pied bot paralytique* (poliomyélite) se distingue par l'unilatéralité, par les troubles trophiques et cutanés, par la réaction électrique des muscles.

Le pied bot de la *maladie de Friedreich* est surtout un pied-creux équin ; les orteils se disposent en marteau.

L'état spasmodique de la *maladie de Little* se

reconnaît à l'exagération des réflexes et à la trémulation.

Les autres pieds bots sont exceptionnels dans l'enfance.

Traitement. — Au début, on doit commencer par des séances de *massage* prolongées.

Si ce traitement échoue, il faut avoir recours à l'*intervention* sans retard, car elle doit être pratiquée avant les déformations osseuses secondaires et avant l'atrophie des muscles.

Dans les *cas simples*, la ténotomie suivie d'un redressement brusque et d'immobilisation de quelques semaines peut suffire, à la condition que le massage continue l'œuvre commencée.

Dans les *cas complexes ou anciens*, deux opérations se partagent la faveur des chirurgiens :

L'*opération de Phelps*, qui consiste à sectionner les parties fibreuses et la capsule articulaire de tout le bord interne du pied ;

La *tarsectomie cunéiforme*, pratiquée sur le bord externe du pied.

XLVII. — TARSALGIE. — PIED PLAT VALGUS DOULOUREUX

Étiologie. — C'est une affection de l'*adolescence*.

Le *sexe* atteint le plus souvent est le sexe masculin.

Les *causes prédisposantes* sont le rachitisme, qui

détermine un certain degré de malléabilité osseuse, la faiblesse générale des tissus ; quelquefois l'hérédité.

Les *causes déterminantes* sont la croissance active, le surmenage, les fatigues physiques et principalement celles qu'entraînent le port de fardeaux et la *station debout* longtemps prolongée. Toutes ces causes expliquent que l'éclosion de la maladie se fasse au moment de l'adolescence.

Anatomie pathologique. — Les autopsies sont rares, mais les opérations osseuses qu'on pratique aujourd'hui ont permis de constater l'*intégrité* de toutes les pièces de la voûte plantaire : muscles, ligaments, os et articulations, ce qui ruine la théorie de l'arthrite primitive de Gosselin.

Ce qu'on constate seulement, c'est une *déformation générale*, dont l'effet le plus particulier est une sub-luxation de l'astragale en dedans et en bas (Jaboulay).

Pathogénie. — Actuellement, on abandonne les théories exclusivement *musculaire* (impotence du long péronier latéral de Duchenne), *ostéo-articulaire* (Gosselin), *ligamenteuse* (Le Fort).

Il y a lieu de distinguer du pied plat douloureux le pied plat congénital, qui n'est ni douloureux, ni progressif, et les pieds plats douloureux symptomatiques de tumeurs blanches au début ou d'arthrites rhumatismales. Néanmoins, ces faits montrent que toute cause d'impotence du pied aboutit à la déviation en valgus avec douleurs consécutives.

Pour toutes ces raisons, on admet actuellement une *théorie mécanique*, beaucoup plus large que les théories anciennes. Chez les prédisposés, le surmenage général amène un relâchement des tissus : suivant les divers genres de surmenage auxquels sera soumis le sujet, pourront se développer des déformations diverses : hernies, scoliose, genu-valgum, tarsalgie. La tarsalgie résulte, chez ces sujets, du surmenage portant sur les membres inférieurs ; *fatigue* au début, ensuite *parésie* musculaire et *relâchement* ligamenteux ; finalement *déformations osseuses* secondaires, mais permanentes.

Symptômes. — *Début.* — La première période est caractérisée uniquement par les *douleurs*. Nulles au commencement de la journée, elles apparaissent le soir, durent quelque temps au lit et disparaissent pendant la nuit.

D'après Duchenne, on pourrait, dès cette période, reconnaître l'impotence du long péronier latéral par la manœuvre suivante : pressant à la base du gros orteil du côté plantaire, on commande au sujet d'étendre le pied ; un sujet atteint de tarsalgie ne peut le faire. Cette manœuvre, donnant des résultats inconstants, a peu de valeur (Kirmisson).

D'ailleurs, à cette période, aucune déformation apparente, le pied peut avoir la cambrure normale.

État. — *Période de déformations réductibles.* — Les *douleurs* sont plus violentes, se produisent plus rapidement et ne cèdent qu'à un repos prolongé.

Il existe des points douloureux assez nets : dans

l'articulation médiotarsienne, au niveau de la malléole externe, dans les masses musculaires du mollet.

Le *pied est déformé :* la plante regarde en dehors (valgus); la concavité de la voûte est moindre qu'à l'état normal (pied plat); aussi, en faisant marcher le sujet sur un bristol enfumé, on constate une empreinte même au niveau du bord interne du pied. Le gros orteil s'incline en dehors, repoussé par l'effort latéral qu'il supporte.

La tête de l'astragale est saillante sous la peau au niveau du bord interne du pied; le creux astragalo-calcanéen du bord externe est plus profond.

La *réductibilité* de la déformation présente des degrés divers : au début, la main la corrige facilement; plus tard, il faut qu'un repos prolongé arrive à vaincre la *contracture musculaire*, et c'est seulement alors que la déformation est corrigée.

Période de déformations définitives. — Ni le repos, ni même le chloroforme ne peuvent rendre au pied sa forme primitive.

Les douleurs disparaissent à la longue.

Le malade, devenu infirme, apprend à marcher dans des attitudes nouvelles; il se forme des durillons et des séreuses sous l'influence des frottements répétés. Mais la marche reste toujours pénible et la fatigue se produit vite.

MARCHE. — La marche de la maladie est graduelle et progressive. Elle peut être entrecoupée par des rémissions, si le malade prend du repos.

TERMINAISON. — La terminaison est variable. Tantôt le malade devient un impotent avec des déformations osseuses persistantes; tantôt la maladie rétrocède jusqu'au retour à l'état normal, si pendant la période de repos l'état général du malade se remonte définitivement.

PRONOSTIC. — Il dépend de la profondeur des lésions, de l'état général et des conditions sociales : un malade pris au début, et qui peut garder le repos, guérit presque toujours.

DIAGNOSTIC. — La déformation en pied plat valgus, les douleurs et le caractère progressif sont les éléments du diagnostic.

Le *pied plat congénital* n'est pas douloureux.

Le *valgus de la paralysie infantile* (atteinte du jambier antérieur) s'accompagne d'atrophie musculaire et n'est pas douloureux.

Les *pieds plats valgus symptomatiques* (rhumatisme, tumeur blanche tibio-tarsienne, ostéites du pied, etc.) doivent être soigneusement éliminés en raison de leur pronostic particulier.

La *maladie de Morton* (métatarsalgie) atteint des sujets un peu plus âgés (âge militaire); c'est une fracture sous-périostée des 2e et 3e métatarsiens, due aux plis transversaux d'une chaussure mal entretenue. Elle s'accompagne d'un gonflement du dos du pied.

TRAITEMENT. — **Tarsalgie réductible.** — Méthode de douceur : repos au lit prolongé, massage et électrisation, port de semelles plus épaisses sur le bord interne.

Tarsalgie non réductible. — Le redressement brusque sous chloroforme, avec hypercorrection et appareil plâtré, peut être essayé d'abord.

Les opérations osseuses sont nécessaires dans les cas graves : opération de Ogston, par laquelle on soude ensemble astragale et scaphoïde, après résection cunéiforme de leur articulation commune; — résection cunéiforme très large du bord interne et de la face plantaire du tarse, qui est l'opération de choix. Les opérations les plus larges sont celles qui donnent les meilleurs résultats fonctionnels.

XLVIII. — TUBERCULOSE DU TARSE

Étiologie. — La *fréquence* de cette localisation tuberculeuse est très grande; elle peut être comparée à celle de la coxalgie ou à celle de la tumeur blanche du genou.

Anatomie pathologique. — *Lésions osseuses.* — Il est de règle que les lésions initiales soient cantonnées à un *os unique :* c'est, par ordre de fréquence : l'astragale, le calcanéum, le scaphoïde.

La *forme* de tuberculose la plus fréquente est l'ostéite diffuse infiltrée, qui évolue sans former de gros séquestres, et qui peut envahir de proche en proche les différents os du tarse, à la façon d'un néoplasme.

Lésions secondaires. — Les *arthrites* apparaissent avec les fongosités; au début on peut observer des arthrites localisées : tibio-tarsienne, sous-astragalienne, médio-tarsienne; mais très rapidement, surtout pour les deux dernières, la lésion devient diffuse.

Des *synovites*, des *abcès* se forment par l'envahissement d'abord, par la fonte ensuite des fongosités.

Symptômes. — *Début*. — C'est la période d'ostéite caractérisée par de l'*impotence*, des douleurs spontanées plus ou moins curables par le repos, et par des *points osseux* douloureux à la pression, qui varient avec chaque forme de début :

Astragale : point douloureux profond, car il est caché en avant par les tendons extenseurs, et, sur les côtés, par les deux malléoles.

Calcanéum : points douloureux au-dessous des pointes des malléoles, ou sur la partie postérieure de la voûte plantaire ; on constate souvent une déformation précoce de celle-ci, avec élargissement du talon, quand on le compare à celui du côté sain.

Scaphoïde : point douloureux sur le bord interne du pied.

Etat. — C'est la période d'arthrites ; elle est variable suivant l'atteinte des différentes articulations.

Articulation tibio-tarsienne : limitation des mouvements d'extension et de flexion ; attitude du pied en extension fixe par contracture des muscles du mollet ; empâtement au-devant des tendons antérieurs de chaque côté du tendon d'Achille.

Articulation sous-astragalienne : limitation des mouvements de torsion du pied en dedans et en dehors ; empâtement siégeant surtout latéralement.

Articulation médiotarsienne : signes fonctionnels analogues ; mais tuméfaction transversale en bourrelet, siégeant plus bas que dans les cas précédents et plus accusée du côté interne.

Complications. — **Abcès.** — Siégeant principalement sur les parties latérales, au niveau des malléoles ou du calcanéum.

Contrairement à ce qu'on peut observer au genou, ces abcès ne sont pas seulement osseux, mais toujours accompagnés de lésions articulaires.

Synovites secondaires. — Caractérisées par des bourrelets à direction longitudinale, qui dessinent les gaînes tendineuses, comme le feraient des injections.

Terminaisons. — Les fistules n'ont aucune tendance à la guérison spontanée, car elles conduisent sur des os atteints d'ostéite diffuse, et dans des clapiers qui éternisent la suppuration. Aussi la *septicémie* ne tarde-t-elle pas à s'établir.

La *guérison* spontanée n'appartient qu'aux formes légères ; l'attitude définitive est rarement vicieuse.

Diagnostic. — Il est, en général, facile, par la coexistence de la douleur et des déformations articulaires, par le début insidieux.

La *tarsalgie* des adolescents s'accompagne de pied plat et de valgus ; elle rétrocède par le repos.

Traitement. — *Au début :* révulsion et appareils plâtrés ; la méthode sclérogène de Lannelongue s'applique facilement à cette région.

Traitement opératoire. — Ici on intervient plus tôt que dans les autres ostéoarthrites tuberculeuses, dès qu'il y a formation de fistules.

Dans tous les cas, on pratique l'énucléation de l'astragale qui permet l'exploration des os voisins et établit un bon drainage.

Si le tarse antérieur est malade, il faut l'extirper en totalité, afin de ne pas troubler la statique du pied.

XLIX. — EXOSTOSE SOUS-UNGUÉALE

Étiologie. — C'est une difformité qui atteint les *adolescents*.

Le *sexe féminin* en est atteint plus souvent (3/4 des cas).

Les *causes déterminantes* invoquées sont contestables : le port de chaussures étroites et de sabots devrait avoir plus d'influence chez les garçons, qui se fatiguent plus, et au contraire l'exostose est plus fréquente chez les filles.

On a donné des *causes anatomiques*, qui pèchent par la base pour la même raison : le bord interne du pied serait plus exposé aux traumatismes répétés de la marche.

Anatomie pathologique. — L'exostose *siège* sur l'extrémité de la 2e phalange du gros orteil, à un endroit où n'existe pas de cartilage de conjugaison normal.

Elle est composée de *tissu spongieux* continu avec celui de la phalange. On a décrit une variété périostique, séparée par du tissu fibreux de la phalange creusée en cupule pour la recevoir.

Histologie. — D'après Cornil et Ranvier, c'est un sarcome à myéloplaxes, du type ossifiant.

D'autres auteurs admettent plusieurs variétés fibreuse, cartilagineuse.

Pathogénie. — Pour les uns, c'est une *tumeur*. Pour d'autres, c'est une variété d'*exostose ostéogénique*, développée sur un point osseux complémentaire.

Pour d'autres enfin, c'est un processus *inflammatoire* déterminé par des contusions répétées.

Symptômes. — *Début*. — On s'aperçoit de la tumeur par hasard, à l'occasion d'une fatigue.

État. — On constate une augmentation de volume de la phalangette du pouce. Par la palpation, la tumeur est reconnue dure, sessile, immobile sur les parties profondes, indépendante des parties superficielles ; le volume rappelle en moyenne celui d'une noisette.

L'ongle est rejeté en arrière et sur un côté ; il subit des modifications nutritives (rugosités).

Les signes fonctionnels consistent seulement en gêne de la marche, douleurs véritables, quand le malade se fatigue, mais que peut facilement calmer le repos.

Marche. — Plus tard peuvent survenir des ulcérations : l'ongle incarné, l'ulcération de la peau et même de l'ongle au-dessus de la tumeur. Il peut en résulter des fongosités suppurantes.

TERMINAISON. — L'exostose persisterait indéfiniment si on ne l'enlevait. La structure de sarcome à myéloplaxes ne cadre pas avec l'évolution clinique, qui fait de cette exostose une néoplasme bénin.

DIAGNOSTIC. — La dureté de la tumeur, ses connexions profondes, sa marche de tumeur bénigne caractérisent l'exostose sous-unguéale.

Le *papillome* tient à la peau et non aux parties profondes.

Quand il y a des fongosités, il ne faut pas confondre l'exostose avec un *ongle incarné* simple.

TRAITEMENT. — L'*extirpation* avec évidement de l'os sous-jacent est le procédé de choix, le seul qui n'expose pas aux *récidives*.

L. — BEC-DE-LIÈVRE

ÉTIOLOGIE. — Le bec-de-lièvre est plus fréquent dans le *sexe masculin*.

Il siège de préférence du *côté gauche*, et lorsque les lésions sont bilatérales elles tendent à prédominer de ce côté.

La coexistence avec la *syphilis héréditaire* est fréquente, mais ce rapport est loin d'être constant.

SYMPTÔMES. — La description du bec-de-lièvre comprend toutes les malformations de l'orifice buccal, même quand elles ne donnent pas à la figure l'aspect caractéristique. Mais il existe de grandes différences de fréquence entre ces variétés. Parmi les cas exceptionnels, on peut mentionner le *bec-de-lèvre médian de la lèvre inférieure ;* — le *bec-*

de-lièvre commissural, qui peut ouvrir la commissure buccale jusqu'à l'oreille; — la *fissure médiane de la lèvre supérieure*; — la fissure oblique de la face (*coloboma facial*), qui passe en dehors de la narine et aboutit à l'orbite; — les *fissures amniotiques*, qui se distinguent par leur siège irrégulier.

Le plus fréquent est la *fissure latérale de la lèvre supérieure*, qui présente les degrés suivants :

Fissure simple unilatérale. — C'est une encoche, siégeant principalement du côté gauche; le bord interne est droit, l'externe est oblique. Tous deux se continuent par un angle arrondi avec le reste de la lèvre.

Cette fente s'accentue pendant le rire.

Quand la *fissure est profonde* et atteint la narine, celle-ci s'étale, comme si elle était attirée en bas et en dehors. Les deux bords de la fissure contractent des adhérences avec la gencive, qui rendront la restauration plus laborieuse.

Fissure simple bilatérale. — Même forme, mais la partie médiane est en retrait sur les parties latérales (fig. 8).

D'ailleurs la fissure bilatérale n'est simple qu'exceptionnellement.

Fissure complexe unilatérale. — C'est celle qui intéresse en même temps les parties osseuses.

Dans un premier degré, c'est une simple encoche de la gencive, qui peut même s'atténuer ultérieurement.

A un degré plus avancé, on a la *fissure palatine*

antérieure, qui se dirige obliquement vers les conduits palatins antérieurs.

Enfin la *fissure palatine totale* intéresse toute la longueur du palais, le voile et la luette.

Dans ces cas, il existe des déformations accessoires : le maxillaire du côté de la lésion est de plus court rayon que l'autre, mais surtout en retrait sur lui. Le vomer est soudé au bord de la fissure correspondant au côté sain et incurvé en sens opposé ; il contribue à obturer partiellement la fissure.

Fissure complexe bilatérale. — Lorsque la malformation atteint son maximum de complexité il

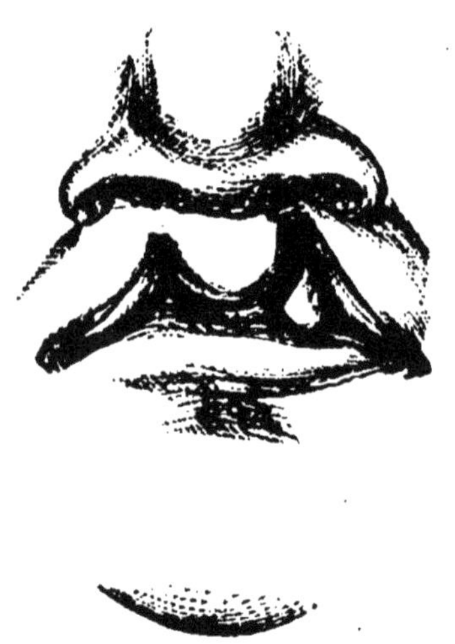

Fig. 8. — Bec-de-lièvre.

existe une fissure palatine médiane, par laquelle on aperçoit le vomer et les cornets; les bords de la fissure sont à des distances qui varient pour chaque cas.

Le bourgeon médian qui supporte deux incisives (quelquefois caduques) est atrophié, élevé, saillant en avant, et tend à présenter en avant sa face inférieure; il est appendu à la partie antérieure de la cloison.

C'est la difformité qu'on appelle la *gueule de loup*.

Signes fonctionnels. — Les becs-de-lièvre simples gênent peu les fonctions de la bouche.

Au contraire ceux qui s'accompagnent de malformations palatines gênent l'alimentation, rendent l'allaitement impossible autrement que par la cuiller.

En outre, la cavité bucco-nasale constitue un cloaque, où se développent des *fermentations*, qui peuvent déterminer des gastro-entérites ou des broncho-pneumonies.

Plus tard il faut encore compter avec les *troubles phonatoires* (impossibilité de siffler, de souffler, de prononcer certaines consonnes).

Fissures palatines. — Les fissures palatines ne s'accompagnent pas nécessairement de bec-de-lièvre.

Nous avons déjà parlé de la *fissure totale bilatérale*, qui est un des éléments de la malformation appelée *gueule-de-loup*; de la *fissure palatine antérieure*. Il peut en outre exister des *fissures postérieures*, dont les degrés sont les suivants : bifidité de la luette, fissure partielle du voile, fissure totale du voile.

Pathogénie. — Développement. — Le bec-de-lièvre résulte de la fusion incomplète des bourgeons faciaux, dont la convergence normale constitue l'orifice buccal.

Primitivement, l'orifice est limité en haut par le massif facial et en bas par le premier arc branchial, arc mandibulaire.

Ultérieurement l'arc mandibulaire émet au niveau de son insertion une apophyse ptérygo-palatine et le reste prend le nom de *cartilage de Meckel*. Ceux-ci sont depuis longtemps soudés (rareté des fissures inférieures), quand les deux apophyses palatines (*bourgeons maxillaires supérieurs*), se dirigent l'une vers l'autre au-dessous du massif facial (*bourgeon frontal*). Entre le bourgeon frontal et le bourgeon maxillaire supérieur, existe une fente, qui confine en arrière à la coque de la vésicule oculaire et dont la persistance constitue le *coloboma* de la face. Entre le bourgeon maxillaire supérieur et le cartilage de Meckel, existe une fente, qui atteint en arrière l'oreille moyenne et dont la persistance totale constitue la *fissure commissurale*.

Plus tard, la *fossette olfactive* se creuse dans le bourgeon frontal et le divise en *nasal interne* et *nasal externe*. On ignore si le bourgeon maxillaire supérieur se soude au bourgeon nasal interne (Hertwig), ou au nasal externe (Albrecht).

En tous cas, ils ne se soudent pas entre eux, et cette absence de soudure unilatérale constitue le *bec-de-lièvre vulgaire*.

Quels sont les joints osseux auxquels correspond cette soudure? Autrefois, avec Coste, on admettait l'existence d'un *os intermaxillaire* portant les quatre incisives ; la fissure palatine séparait le maxillaire de l'intermaxillaire.

La *théorie d'Albrecht* admet deux intermaxillaires, entre lesquels passe la fissure (fissure endo-mesognathique). Cette théorie est attaquée par Kœlliker et Warynski.

Les arguments sur lesquels s'appuient les auteurs sont les uns cliniques, les autres embryologiques. Les *arguments cliniques* se tirent du nombre des dents ; leurs follicules peuvent être sectionnés en deux par la fissure, le nombre n'a donc pas de valeur absolue. Les *arguments embryologiques*, qui seuls seraient probants, manquent encore.

Cause de la difformité. — En mettant à part les fissures déterminées directement par des adhérences amniotiques, il existe des cas où une déviation du massif de la face (tumeur, bride amniotique insérée sur l'intermaxillaire) semblait expliquer la persistance de la fissure.

Pronostic. — Il est grave pour la *vie* même de l'enfant, qu'il place dans un état d'infériorité pour la nutrition ; — grave pour la *fonction* de phonation ; — enfin pour la *forme extérieure*. Cette gravité est proportionnelle au degré de la malformation.

Un élément de pronostic important est le soin que l'entourage consacre à l'élevage de l'enfant.

Traitement. — *A quel âge doit-on opérer?* L'âge dépend du degré de la lésion, et de l'état de santé de l'enfant. Un bec-de-lièvre très simple peut être opéré dans les trois premiers mois. Si le cas est complexe (adhérences étendues, interventions sur des parties osseuses, autoplastie, etc.), il faut reculer l'opération au delà de trois mois, c'est-à-dire attendre que l'enfant soit vigoureux. Les fissures palatines ne peuvent être opérées utilement qu'après une éducation préalable du sujet; d'ailleurs, l'accroissement des maxillaires se fait plus normalement, quand le sujet n'est pas opéré; pour toutes ces raisons, on s'accorde à reporter l'intervention dans ces cas après cinq ans.

Technique. — Les procédés sont nombreux et leur indication ne peut être donnée d'après des règles générales.

Pour le *bec-de-lièvre* proprement dit, l'opération consiste dans l'avivement des surfaces, dans la dissection des adhérences gingivales, dans la mobilisation des lambeaux taillés; les sutures doivent comprendre toute l'épaisseur de la lèvre pour assurer l'hémostase de la coronaire, qui est plus rapprochée de la face muqueuse. La réfection de l'aile du nez est un complément nécessaire de la plupart de ces interventions.

Dans le *bec-de-lièvre complexe*, des résections osseuses sont nécessaires pour rétablir l'alignement du bord alvéolaire.

Les *fissures palatines*, peu larges, sont justiciables de l'uranoplastie et de la staphylorraphie; le résultat fonctionnel dépend beaucoup, dans ces cas, de l'éducation phonétique, qu'on fait subir ultérieurement au sujet.

Quand la fissure est très large, la seule ressource est la pose d'un appareil prothétique.

Pronostic de l'intervention. — Sans parler des accidents immédiats comme l'hémorragie, la mortalité des opérés de becs-de-lièvre varie entre 10 et 40 pour 100, suivant les statistiques, quand les enfants ont pu être suivis pendant plusieurs mois; mais il faut savoir que la mortalité des cas non opérés est aussi très forte.

LI. — ACCIDENTS CHIRURGICAUX DE LA DENTITION

Étiologie. — Ces accidents sont d'une *fréquence* extrême, puisque 1/10 des sujets présentent des accidents légers au moment de l'éruption de la dent de sagesse.

L'*âge* est des plus variables; c'est ainsi qu'après les fièvres éruptives tout enfant peut faire des caries dentaires et des phlegmons consécutifs; mais les complications éclatent principalement au moment de l'éruption de la première grosse molaire (dent de six ans), et beaucoup plus souvent encore avec la *dent de sagesse* (18 à 20 ans).

Causes anatomiques prédisposantes. — On a invoqué la *faiblesse du prognathisme* avec sa conséquence : inclinaison insuffisante de la branche montante du maxillaire inférieur, d'où raccourcissement de l'espace utilisable par la 3e molaire. C'est pour cette raison que les races supérieures et le sexe masculin seraient prédisposés et que les accidents seraient plus fréquents à gauche.

Le *maxillaire inférieur* est bien plus souvent atteint, parce que la dent, au lieu d'user la gencive, la décolle en totalité, créant un *capuchon fibro-muqueux*, au-dessous duquel existe un clapier.

Causes déterminantes. — Aux causes précédentes viennent s'ajouter les *actions nerveuses* (trismus) et surtout l'*infection*. C'est en ce sens qu'interviennent la *contagion* et l'absence de précautions hygiéniques.

SYMPTÔMES. — **Névralgie.** — Elle peut exister en l'absence de toute complication inflammatoire, par la seule compression nerveuse qu'exerce une dent implantée vicieusement. Le type habituel est la névralgie du dentaire inférieur, mais les irradiations peuvent être plus lointaines : autres branches du trijumeau, nerfs cervicaux, etc.

D'autres troubles nerveux dits réflexes sont sans doute imputables à l'hystéro-traumatisme : paralysies, attaques épileptiformes, etc.

Trismus. — C'est aussi un accident qui peut rester isolé ou en accompagner d'autres. Il faut distinguer le *trismus réflexe*, qui est passager, et le *trismus par myosite*, qui s'accompagne de sclérose des masséters, et peut amener un rapprochement définitif des mâchoires.

Stomatites. — La *stomatite à type ulcéro-membraneux* accompagne souvent l'éruption de la dent de sagesse, mais elle peut se rencontrer dans d'autres occasions.

Il y a souvent des *ulcérations locales :* sur le capuchon de la dent, sur la face interne de la joue, sur le pilier antérieur, sur la langue.

Ces infections locales peuvent entraîner des inflammations des muqueuses voisines : *amygdalite*, *pharyngite locale*, etc.

Les symptômes de ces altérations sont : l'ulcération grisâtre, la salivation, la fétidité de l'haleine, les adénites, la douleur intense.

Migration anormale de la dent. — Elle peut se produire au maxillaire supérieur, mais bien plus souvent à l'inférieur. La *saillie en dedans* peut amener des ulcérations du voile, de la langue.

La *saillie en dehors*, plus fréquente, peut aller jusqu'à la perforation des téguments.

L'*enclavement* dans la branche montante du maxillaire détermine des douleurs névralgiques, des suppurations osseuses.

Phlegmon du pilier antérieur. — La constriction de la mâchoire, la douleur à la déglutition, la salivation continue permettent de le supposer.

La tuméfaction phlegmoneuse qui rejette l'amygdale en dedans caractérise cet accident.

Périostite chronique. — Elle se produit lorsque la virulence des agents d'infection est légère. La tuméfaction est ligneuse ; elle siège sur le bord alvéolaire, mais peut atteindre la table externe de l'os et même l'angle de la mâchoire.

Ostéite suppurée. — C'est la complication grave de l'éruption de la dent de sagesse.

Le *début* est annoncé par la douleur, par l'élévation de la température, par la constriction des mâchoires.

A la période *d'état*, la contracture est continue au point de gêner l'alimentation ; le gonflement œdémateux atteint les régions parotidienne et sous-maxillaire.

L'état général peut être des plus mauvais, le sujet étant plongé dans l'adynamie avec des fuliginosités sur les lèvres, et ayant une température élevée.

L'*ouverture* se fait soit dans le vestibule buccal, soit en arrière de l'angle de la mâchoire.

D'autres fois, il se forme des *fusées* le long des vaisseaux du cou, ou suivant des trajets insolites.

La terminaison par *septicémie* est possible.

Fistules. — Des fistules intarissables avec sécrétion séro-purulente, trajet sinueux et orifice irrégulier peuvent être soit le reliquat du phlegmon ci-dessus décrit, soit la suite d'une ostéite restée latente. Pour la dent de sagesse du maxillaire supérieur, les fistules peuvent s'ouvrir à la joue, sous l'orbite ; pour celle du maxillaire inférieur, elles peuvent s'ouvrir vers la clavicule, le menton, etc.

Ces fistules persistent tant que le foyer osseux n'a pas été traité largement.

Adénites. — L'*adénite phlegmoneuse*, les *adénites chroniques* non tuberculeuses, de diagnostic délicat, peuvent accompagner les éruptions, les ulcérations et les suppurations dentaires.

Elles siègent de préférence dans la région sous-maxillaire.

Traitement. — Il consiste dans l'avulsion immédiate de la dent qui provoque les accidents.

La *voie buccale* est quelquefois difficile, la dent étant cachée par la deuxième molaire ; l'avulsion de celle-ci peut suffire ; mais il est préférable d'enlever la dent elle-même.

La *voie externe* est indiquée quand la contracture des mâchoires empêche l'opération buccale, ou quand la dent est enclavée dans le maxillaire.

LII. — CORPS ÉTRANGERS DES VOIES DIGESTIVES

Étiologie. — *Circonstances.* — L'enfant, comme l'aliéné, porte à chaque instant dans sa bouche les objets qui lui tombent sous la main. La plupart sont rejetés ; d'autres sont volontairement déglutis ; d'autres enfin, sous l'influence d'une émotion ou d'une secousse, passent dans les voies digestives ou dans les voies aériennes (Voir *Corps étrangers des voies aériennes*).

Siège. — Engagé dans les voies digestives, le corps étranger chemine dans l'œsophage, et c'est en ce point que se trouvent réunies la plupart des conditions qui déterminent son immobilisation. Le rétrécissement naturel initial et le rétrécissement causé par l'aorte sont les deux points où l'arrêt se produit le plus fréquemment.

Nature. — La nature du corps étranger importe peu; du plomb a pu être ingéré sans causer d'intoxication. Le volume lui-même a peu d'influence : trop gros, le corps étranger ne passe pas ; très petit, il est négligeable. Ce qui importe, c'est sa *forme :* plus le corps étranger s'éloigne de la forme sphérique, plus il est dangereux.

Symptômes. — Les accidents que déterminent les corps étrangers sont sous la dépendance de deux causes : la *réaction nerveuse* et l'*infection;* chez l'enfant, la réaction nerveuse est réduite au minimum, les corps étrangers sont mieux tolérés que chez l'adulte. Nous décrirons surtout l'arrêt dans l'*œsophage*.

La *douleur* siège dans la région rachidienne; elle est inconstante ou souvent n'est pas avouée.

Les *troubles de la déglutition*, en particulier la difficulté de déglutir les aliments solides, peuvent exister ou manquer, alors même que doivent éclater les complications ulcéreuses.

Le seul symptôme de valeur, dans les cas douteux, est la sensation particulière qu'on a par l'*exploration :* toucher du pharynx, palpation du cou, introduction de la sonde.

Marche. — Le corps étranger peut *être rejeté* par vomissement, passer dans *l'estomac*, déterminer des *accidents*, ou au contraire être presque indéfiniment *toléré*.

Complications. — Les *accès de suffocation* appartiennent aux corps étrangers de la partie supérieure.

La *perforation* conduit à des conséquences diverses : au cou, elle peut guérir, et ne laisser qu'une fistule ; dans le thorax, elle détermine la mort par abcès intrathoracique ; dans toute région, elle peut occasionner des *hémorragies* mortelles par escarrification d'une artère.

Dans l'estomac et dans l'intestin, le corps étranger peut causer l'*occlusion*, une *péritonite* enkystée ou généralisée.

Pronostic. — Il est impossible d'établir un pronostic général, car il dépend du hasard des complications, les cas de mort sont fréquents. La haute gravité des corps étrangers enclavés dans l'œsophage permet de tout tenter contre eux.

Diagnostic. — On peut croire à un corps étranger qui n'existe pas, quand le corps dégluti est d'une grosseur qui rend invraisemblable son cheminement ; — ou au contraire méconnaître un corps étranger, dont les conséquences sont dissimulées par un enfant qui craint la punition.

En cas de *phénomènes dyspnéiques* survenus après l'introduction d'un objet, le siège de celui-ci pourra être, suivant les cas, le pharynx ou le larynx ; on s'en assure par le toucher, quand la violence des accidents n'impose pas la trachéotomie avant le diagnostic certain.

Traitement. — On peut d'abord essayer la *pro-*

pulsion spontanée par un régime spécial (huile, purées de légumes).

La *propulsion* ne convient qu'aux cas où on a la certitude que le corps étranger arrondi et peu volumineux (bille) pourra franchir les quatre rétrécissements. Ces cas sont très rares.

Dans les cas douteux, il vaut mieux provoquer d'abord des efforts de *vomissement*, soit par titillation du pharynx, quelquefois par ingestion d'un vomitif, ou par injections d'apomorphine.

L'*extraction* par le panier de Graefe peut être tentée, mais seulement en désespoir de cause, car elle a déterminé des accidents : lésions de l'anneau du cricoïde, chute du corps étranger dans les voies aériennes, phlegmons.

On peut lui substituer une sonde en gomme à béquille, qui est moins dangereuse et qui permet d'injecter de l'eau dans l'estomac.

En cas d'échec, on pratique l'*œsophagotomie* cervicale avec ou sans gastrotomie ; l'œsophagotomie thoracique est encore à l'étude.

LIII. – OCCLUSIONS INTESTINALES. – INVAGINATION

Étiologie. — L'invagination est *rare;* mais c'est une affection qu'il faut connaître, pour éviter des erreurs de diagnostic avec les entérites, l'appendicite et la péritonite tuberculeuse.

Age. — L'invagination est beaucoup plus fréquente chez l'enfant que chez l'adulte, et la plupart des sujets atteints ont moins de un an.

Sexe. — Les garçons sont atteints dans une proportion de 3 à 4 contre 1.

Causes prédisposantes. — Les *entérites* aiguës ou surtout chroniques sont souvent incriminées; mais beaucoup d'auteurs ont pris pour la maladie causale les premiers symptômes de la maladie (selles muco-sanguinolentes).

L'*hygiène défectueuse* intervient sans doute par l'entérite.

Causes déterminantes. — Les *efforts*, les *secousses de toux* (coqueluche), le fait de faire sauter l'enfant dans les bras sont nettement en cause dans quelques cas.

ANATOMIE PATHOLOGIQUE. — Il faut avant tout éliminer les *invaginations agoniques* qu'on rencontre très fréquemment chez les nourrissons; elles siègent sur l'intestin grêle, ne s'accompagnent pas de phénomènes réactionnels et sont souvent multiples.

L'invagination vraie se présente comme une occlusion :

Les *anses intestinales* sont distendues au-dessus, aplaties au-dessous de l'obstacle.

L'obstacle lui-même se présente comme une tumeur, dont le *siège* est variable : fosse iliaque droite, fosse iliaque gauche, rarement ailleurs.

L'*origine* de l'invagination n'est pas toujours donnée par le siège qu'elle se trouve occuper, à cause des déplacements de la masse invaginée : la plupart sont *iléo-cæcales*, les autres coliques ou iléales.

La *tumeur* se présente sous forme d'une masse rougeâtre, qui possède : un cylindre externe plissé (*gaîne*), un cylindre moyen et un cylindre interne. Entre ces deux derniers s'insinue le mésentère, qui se trouve comprimé; les cylindres moyen et interne accolés constituent ce qu'on appelle le *boudin*.

Les altérations de ces cylindres sont l'œdème (augmentation de volume), l'inflammation (exsudats, congestion), la gangrène (perforations); elles sont plus marquées sur le cylindre moyen et particulièrement à son union avec le cylindre interne.

Ces altérations varient beaucoup avec la forme clinique de l'invagination.

Cas rares. — La plupart des invaginations correspondent au type que nous avons décrit : invagination descendante à trois cylindres. On a observé des invaginations ascendantes, se fixant en sens inverse des mouvements péristaltiques; des invaginations à cinq, à sept cylindres, quand la masse invaginée s'invagine elle-même dans l'intestin sous-jacent.

Pathogénie. — Pour que l'invagination se produise, il faut qu'un segment d'intestin (cylindre interne), devienne rigide par contraction, qu'au même moment la partie sous-jacente (gaîne) soit flasque et que le premier soit poussé dans le deuxième. On ignore quelles sont les conditions nécessaires pour la production de cet accident. On comprend seulement que les *contractions intestinales* désordonnées, qu'un *traumatisme* puissent les réaliser.

La grande *mobilité des colons* chez l'enfant est considérée comme une cause prédisposante; mais alors pourquoi l'invagination est-elle rare sur l'intestin grêle, qui cependant est encore plus mobile? D'autres auteurs comparent l'invagination iléocæcale au *prolapsus* du rectum et l'expliquent par le même mécanisme.

Symptômes. — *Début.* — Il est brusque et annoncé par des vomissements et des cris traduisant une violente douleur abdominale.

État. — La *douleur* est intense; elle arrache des cris au petit malade ou lui fait exécuter des contorsions et l'oblige à se coucher en chien de fusil. Cette douleur paraît plutôt paroxystique que continue; elle rend l'examen du ventre très difficile.

Les *vomissements* sont précoces et ne manquent qu'exceptionnellement. Au début, ils sont alimentaires, puis muco-bilieux; l'enfant rejette tout ce qu'on essaie de lui faire prendre. Les vomissements fécaloïdes ne se voient pas dans l'invagination du nourrisson.

Ces vomissements, d'abord convulsifs, prennent rapidement l'apparence de régurgitations.

Les *selles* sont variables: tantôt elles manquent, tantôt elles existent; tantôt elles commencent par manquer et apparaissent ensuite; il ne faut donc pas compter sur la constipation.

Mais ce qui caractérise l'invagination ce sont les

selles sanglantes, tantôt mélangées aux matières, tantôt accompagnées de productions muqueuses, dysentériformes; tantôt constituées par du sang pur en assez grande abondance. Ce symptôme est presque toujours aussi précoce que les deux précédents et ne manque que dans 1/10 des cas (Trèves).

L'*abdomen* est rétracté, la palpation difficile. Quelquefois on sent, en un point, une masse en forme de *boudin ;* mais c'est un signe sur lequel on ne peut guère compter que dans la moitié des cas. La tumeur est profonde et mobile sur la paroi.

Le *toucher rectal*, quelquefois la simple inspection, permet de sentir une masse rappelant le col utérin, perforée en son centre, entourée d'un sillon profond, de consistance molle; ce prolapsus de l'invagination s'accompagne de ténesme. C'est, en somme, un symptôme tardif (du 3e au 6e jour) et exceptionnel.

L'*état général* est des plus variables suivant le degré de l'occlusion; la *température* est normale, mais elle peut s'élever ou s'abaisser notablement sans que cette variation indique nécessairement la péritonite. Sauf au visage, il n'y a pas une émaciation rapide, comme il s'en produit au cours des gastro-entérites (Rilliet et Barthez).

MARCHE. — La *désinvagination* n'est pas absolument prouvée.

Le *collapsus* ne tarde pas à se produire : les yeux se creusent, les extrémités se refroidissent, la peau se couvre de marbrures, le pouls devient filiforme.

La *péritonite* est surtout annoncée par le ballonnement du ventre, et par la précipitation du dénouement fatal.

La mort est quelquefois le fait d'*hémorragies* profuses, de *broncho-pneumonies*.

Dans quelques cas rares, on assiste à l'*élimination* du boudin invaginé : les vomissements fécaloïdes, la fétidité spéciale des selles sont donnés comme signes précurseurs; les débris putrides et, quand il y a prolapsus, la teinte feuille morte ou noirâtre du boudin, en constituent les signes certains. Cette élimination peut s'accompagner ou non du rétablissement du cours des matières. La guérison ne suit qu'exceptionnellement l'élimination; les malades succombent par stercorémie ou par *rétrécissement cicatriciel* ultérieur.

Terminaisons. — Le plus souvent, la *mort* se produit en 3 à 8 jours, par stercorémie, hémorragie ou péritonite.

Les cas de *guérison* (désinvagination, élimination) sont des exceptions, sur lesquelles on ne peut compter.

Le passage à l'état chronique constitue une des formes de l'*invagination chronique*.

Invagination chronique. — Symptômes. — *Début.* — Il peut être annoncé par des accidents aigus analogues aux précédents, ou au contraire être lent et progressif; les troubles intestinaux attirent alors l'attention.

État. — Les vomissements sont presque constants, mais peuvent ne se produire qu'à intervalles éloignés. Les selles ne sont pas régulières, il y a des alternatives de diarrhée et de constipation ; l'aspect des selles est moins caractéristique que dans la forme aiguë, car la présence du sang n'est pas constante.

L'abdomen, plus ou moins volumineux, mais presque toujours souple, permet, par la palpation, de reconnaître une tumeur profonde dans l'une des fosses iliaques.

La procidence de l'invagination par l'anus existe dans la moitié des cas.

Marche. — Elle est irrégulière et entrecoupée de paroxysmes avec vomissements et ballonnement du ventre.

Durée. — Elle peut atteindre plusieurs mois.

Terminaisons. — La mort est la terminaison constante ; elle se produit soit au milieu d'accidents aigus, soit dans un état de cachexie par auto-intoxication et inanition.

Pronostic. — Dans toutes les formes, le pronostic est très grave, les cas de guérison par élimination du boudin étant rares, et surtout exceptionnellement suivis du retablissement du malade.

Diagnostic. — A cause de sa rareté, l'invagination cause des erreurs de diagnostic : les troubles gastro-intestinaux, les selles sanglantes, et quelquefois la tumeur et la procidence de celle-ci constituent les éléments caractéristiques.

Cas aigus. — Les *gastro-entérites aiguës* ont une symptomatologie presque identique, à part qu'elles s'accompagnent de selles spéciales (aqueuses, vertes ou granuleuses) et souvent d'un état fébrile. En outre les hémorragies intestinales y sont exceptionnelles; l'enfant maigrit et se dessèche plus rapidement que dans l'invagination.

L'*appendicite* atteint en général des enfants plus âgés; elle est fébrile; les selles ne sont pas muco-sanguinolentes. L'empâtement que l'on perçoit dans la fosse iliaque droite est plus arrondi et a plus de tendance à faire corps avec la paroi que le boudin de l'invagination.

Le *prolapsus du rectum* diffère du prolapsus de l'invagination par la continuité de la muqueuse avec la peau anale ou tout au moins par la faible profondeur du sillon qui les sépare; le retentissement sur l'état général est nul.

Les autres *occlusions intestinales* se rapportent presque toujours à la péritonite tuberculeuse, quelquefois à des hernies étranglées méconnues.

Cas chroniques. — Les *gastro-entérites chroniques* ne diffèrent guère de l'invagination chronique que par l'absence de la tumeur abdominale et des hémorragies.

La *péritonite tuberculeuse*, outre qu'elle peut déterminer des accents aigus, est caractérisée par l'amaigrissement, par la polymicro-adénie.

Traitement. — Le traitement consiste dans la laparotomie immédiate, suivie d'une des manœuvres suivantes :

1° Essayer d'abord la *désinvagination* : il faut

pour l'exécuter exercer non pas des tractions sur les deux bouts, mais des pressions sur l'extrémité du boudin à travers la gaîne ;

2° En cas d'échec de la manœuvre précédente et si la gaîne est intacte, on pratique la *résection du boudin* à travers une incision de la gaîne sur le bord opposé à l'insertion du mésentère ;

3° Quand la vitalité de la gaîne est menacée, la seule ressource est l'*entérectomie*, opération beaucoup plus grave que les précédentes.

L'anus artificiel, l'entéro-anastomose ne sont plus pratiqués dans ces cas.

LIV. — APPENDICITE

Étiologie. — *L'appendicite* atteint surtout des enfants du *sexe* masculin (2/3 des cas).

Les *causes* proprement dites sont inconnues : l'*hérédité* similaire, les *entérites chroniques* ou aiguës sont quelquefois notées, mais il faut reconnaître que l'appendicite éclate surtout chez des sujets jusque-là bien portants.

Quelquefois il y a *cause déterminante* : grippe, règles, diarrhée.

Anatomie pathologique. — L'appendice atteint se présente sous des aspects divers : ou bien turgescent, rouge et congestionné avec gonflement des follicules clos ; ou bien *perforé* dans la région de la pointe (loin du calcul) ; ou bien scléreux avec des rétrécissements multiples, quand les atteintes ont été nombreuses.

Les *calculs* peuvent se rencontrer sur des appendices sains, et ils sont inconstants sur l'appendice malade et même perforé.

Bactériologie. — Le *coli-bacille*, le *streptocoque* et les *microbes anaérobies* sont les hôtes habituels des cavités péri-appendiculaires et du pus provenant de cette origine. On a cependant rencontré le pneumocoque, le bacille de Koch.

Pathogénie. — *L'origine sanguine* été invoquée dans quelques cas et l'appendicite avec tuméfaction des follicules clos a été comparée à une amygdalite.

L'*origine intestinale* est certainement la plus fréquemment admise. Talamon incrimine les *calculs* et fait débuter toute appendicite par une colique appendiculaire. Mais les calculs ne sont pas constants, ce à quoi on peut répondre que, dans les cas où on ne les trouve pas, ils étaient peut-être expulsés.

Dieulafoy n'accuse pas uniquement les calculs, mais toutes les causes d'obstruction ; sous cette influence, le milieu septique de la *cavité close* acquiert un surcroît de virulence ; il suffit pour cela que l'obstruction ait été temporaire (colique appendiculaire).

Symptômes. — **Colique appendiculaire** (forme simple de l'appendicite). — Le *début* est brusque : subitement l'enfant s'arrête et ressent dans le flanc une violente *douleur*.

Des vomissements peuvent se produire, surtout alimentaires, et peu tenaces.

A l'examen, on trouve le ventre normal; en essayant de le palper, on sent qu'il y a *défense de la paroi*, tantôt dans tout l'abdomen, tantôt seulement dans la fosse iliaque droite.

Vient-on à gagner la confiance du malade en palpant d'abord les parties saines, on peut alors faire porter l'examen sur le point douloureux, et à mi-chemin entre l'épine iliaque antéro-supérieure et l'ombilic, on détermine par la pression une violente douleur *(point de Mac Burney)*; on ne sent d'ailleurs rien à la palpation profonde, quand par hasard elle est possible. La peau est chaude, le pouls rapide, mais fort ; il peut se produire une élévation de la température, qui n'est que passagère.

La *durée* de cet accès oscille autour de 24 heures dans de larges limites. La *résolution* complète en est la caractéristique.

Appendicite avec péritonite localisée. — C'est le tableau clinique qui correspond à l'ancienne typhlite.

Le *début* de l'accès est le même que celui de la forme précédente, à part que les vomissements et l'élévation de la température sont constants et plus tenaces.

Cette forme est caractérisée par des *signes physiques* qui apparaissent après la première journée. Par la palpation profonde et prudente, on sent en dedans de l'endroit où on s'attendrait à trouver le cœcum, en dehors du détroit supérieur, une masse diffuse ou limitée, sonore et douloureuse.

Le *retentissement péritonéal* est variable : tantôt rien ; tantôt pouls rapide, faciès anxieux, vomissements verts et constipation modérée.

La *température* oscille autour de 38° ou 39° ; mais l'état général reste bon.

Marche. — *a)* Tantôt on assiste à la *résolution complète*.

b) Tantôt et plus souvent il *persiste* indéfiniment dans la fosse iliaque une masse indurée. Lorsque dans cet état de choses survient une poussée nouvelle, on lui donne le nom d'*appendicite chronique* ou à rechutes. Les poussées nouvelles sont tantôt analogues et causent une véritable infirmité, tantôt plus graves et entraînent la mort.

c) Tantôt il se forme un *abcès ;* celui-ci est presque certain quand la température n'est pas tombée le 5e jour. Certains abcès restent absolument *latents* et enkystés. D'autres tout aussi latents ont une *évolution rétrocæcale* et remontent progressivement vers le rein, jusqu'au jour où ils déterminent des accidents.

Enfin les plus favorables évoluent vers la paroi, en formant un *plastron*, puis une collection, qui s'ouvre au-dessus du pli de l'aîne.

d) Assez rarement dans cette forme se produit ultérieurement une *péritonite généralisée secondaire*, qui peut entraîner une mort rapide.

e) Enfin Dieulafoy a mentionné sous le nom de *foie appendiculaire* une pyléphlébite suppurée avec état septicémique et teint terreux, qui conduit à la mort.

Appendicite avec péritonite généralisée. — Elle peut, quoique rarement, succéder à la forme précédente, ou bien éclater d'emblée ; réalisant alors le tableau de l'**appendicite perforante.**

La *péritonite suppurée* présente le tableau classique : vomissements verts, météorisme, constipation, faciès grippé, teint spécial aux infectés, pouls fuyant et très rapide, température haute ou basse. La douleur, d'abord localisée à la fosse iliaque droite, se généralise rapidement et entraîne une respiration du type costal.

La mort survient en 2 ou 3 jours. A l'autopsie, on trouve une péritonite purulente généralisée.

La *péritonite septique* est caractérisée par l'effacement des symptômes locaux : ventre plat, peu douloureux, selles normales ou diarrhéiques.

Ce qui domine, c'est l'atteinte de l'état général : collapsus cardiaque, état adynamique, hypothermie.

La mort est plus rapide encore. A l'autopsie, on ne trouve dans le péritoine que de la sérosité louche.

PRONOSTIC. — Dans toute *péritonite* le pronostic est presque fatal.

Dans un attaque d'*appendicite localisée*, le pronostic se tire au début de l'état général, et plus tard, quand la menace de péritonite est calmée, de l'état local des lésions.

Toute appendicite est sujette à des *rechutes* imprévues, qui peuvent être plus graves que les atteintes précédentes.

Diagnostic. — L'appendicite est caractérisée surtout par la douleur, au moins initiale, dans la fosse iliaque droite, par la défense de la paroi.

En présence de symptômes douloureux :

L'*entérite aiguë* s'accompagne de diarrhée.

La *pneumonie* a souvent chez l'enfant un point abdominal. Mais la haute température, la diarrhée fréquente (Marfan) et enfin les signes physiques la distinguent (ausculter le sommet droit dans les cas douteux).

Dans la *fièvre typhoïde*, la douleur dans la fosse iliaque est plus légère, le ventre est souple, la température plus haute; la diarrhée permet de la reconnaître.

En présence de signes de péritonite généralisée :

La *péritonite à pneumocoques* est ordinairement diagnostiquée appendicite, malgré la diarrhée qui l'accompagne; l'évolution ne laisse pas de doute.

L'*étranglement interne* (péritonite tuberculeuse) se reconnaît à la constance de l'apyrexie, au caractère fécaloïde des vomissements, à la constipation absolue. Néanmoins il est simulé très complètement par certaines péritonites purulentes.

La *péritonite à gonocoques* se reconnaît à la vulvo-vaginite, et à la résolution rapide.

Traitement. — **Péritonite.** — L'*intervention* s'impose, immédiate : résection de l'appendice, lavage du péritoine, drainage médian et latéral.

Il faut en même temps *soutenir l'état général* par la caféine, l'alcool et le sérum artificiel.

Les résultats ne sont pas brillants ; mais l'intervention est la seule chance de vie qu'on donne au malade.

Appendicite. — *Faut-il opérer?* Certains cliniciens s'abstiennent dans presque tous les cas, d'autres dans le cas seulement de colique appendiculaire. Toute rechute impose l'opération.

Quand faut-il opérer? Certains opèrent aussitôt le diagnostic posé ; la plupart préfèrent opérer à froid.

En attendant, on prescrit le *traitement médical :* glace sur le ventre pendant plusieurs semaines, opium et morphine, diète absolue (même d'eau) les premiers jours. Les purgatifs sont ordinairement proscrits.

Technique. — Incision sur le bord externe du grand droit. Découverte et ouverture prudente du péritoine, qui est souvent rouge et distendu par un épanchement séreux.

Recherche de l'appendice, sans crainte de dissocier des adhérences protectrices. Résection de l'appendice après ligature à la base et ligature isolée du méso-appendice. On cautérise le pédicule au thermo-cautère, et on peut au besoin l'enfouir par quelques points de suture à la Lembert.

Drainage, sauf le cas exceptionnel où il n'y a pas de pus. Le drain doit être placé derrière le cæcum ; la suture de la paroi ne peut être que partielle.

LV. — PÉRITONITE A PNEUMOCOQUES

Étiologie. — *Fréquence.* — La péritonite à pneumocoques n'est pas aussi fréquente que l'appendicite; mais, celle-ci mise à part, c'est la plus fréquente des autres péritonites.

Age. — Elle est surtout fréquente autour de 10 ans.

Sexe. — Les filles sont atteintes bien plus souvent que les garçons (4/5 des cas).

Causes prédisposantes. — Aucune n'est connue : les enfants atteints sont robustes et pris en pleine santé.

Causes déterminantes. — Dans un petit nombre de cas la péritonite est secondaire (infections pulmonaires, otite, etc.), mais presque toujours c'est une *maladie primitive.*

Anatomie pathologique. — Il existe trois formes.

Péritonite enkystée. — C'est une *collection pré-épiplotque,* limitée en avant par la paroi abdominale, en arrière par la masse intestinale agglutinée, recouverte du tablier épiploïque; en bas, elle atteint le cul-de-sac de Douglas; latéralement, elle s'engage plus ou moins loin dans les flancs et dans les fosses iliaques ; en haut, la collection dépasse un peu l'ombilic. La collection est donc *sous-ombilicale.* Quelquefois, cependant, il existe des poches isolées.

Toute la cavité est tapissée de *fausses membranes* épaisses.

Poumon et plèvres sont le plus souvent intacts.

Péritonite purulente généralisée. — Il y a du pus plein le péritoine, entre les anses intestinales, sous le foie, etc. Les fausses-membranes sont beaucoup plus discrètes. Le liquide est très abondant.

Les lésions pleuro-pulmonaires sont moins rares dans cette variété.

Péritonite septique diffuse. — Peu de liquide louche ; fausses-membranes récentes ; lésions diffuses.

BACTÉRIOLOGIE. — La caractéristique de cette péritonite est la présence de *pneumocoque ;* dans le pus, il est groupé en diplocoques lancéolés, encapsulés ; il se colore par la méthode de Gram. On peut le *cultiver* toujours en aérobie, et aussi en anaérobie dans les formes généralisées.

La *virulence* est toujours suffisante pour que la culture tue la souris.

Exceptionnellement, le pneumocoque est associé.

PATHOGÉNIE. — *Source du microbe.* — Le pneumocoque, même virulent, est un hôte banal des voies aériennes supérieures.

Voie d'infection. — La rareté des lésions pulmonaires primitives, des lésions intestinales et des voies génitales prouve que la *voie sanguine* est le mode d'apport le plus probable, à moins qu'on admette une contamination sans lésions de l'organe infectant.

Les causes de *localisation* au péritoine de l'infection pneumonique sont inconnues.

Il y a probablement un rapport entre la *virulence* et la forme anatomique de la lésion, les pneumocoques très virulents déterminent les formes généralisées diffuses, et les moins virulents les abcès enkystés.

SYMPTÔMES. — Nous prendrons comme type de de description le cas le plus fréquent et le plus typique : la *péritonite enkystée primitive*.

Début. — Il surprend l'enfant en pleine santé, au milieu de ses occupations, aussi *brusquement* qu'une pneumonie. Le frisson est exceptionnel.

État. — La *douleur* est très violente au début, mais rapidement elle s'atténue sans jamais disparaître. Elle est généralisée, puisqu'on peut la réveiller dans tout l'abdomen, mais quelquefois l'enfant désigne avec insistance la fosse-iliaque droite, comme s'il s'agissait d'une appendicite.

La *dyspnée* suit une marche parallèle à celle de la douleur.

Les *vomissements* pénibles, de couleur foncée ou simplement muqueux, durent quelques jours seulement.

La *diarrhée* existe dès le début et se prolonge jusqu'à la fin de la maladie.

Signes physiques. — On constate seulement un certain degré de *météorisme*.

Le ventre est tendu, mais ne résiste pas d'une façon invincible à la main exploratrice.

En aucun endroit, on ne perçoit d'induration, ni d'empâtement.

Symptômes généraux. — L'aspect est tantôt celui de la péritonite typique (nez pincé, yeux enfoncés, pouls petit), tantôt celui d'une fièvre typhoïde avec état adynamique.

La température oscille entre 38 et 39°.

MARCHE. — Après une ou deux semaines, surviennent :

1° Une amélioration de l'état général, avec persistance d'un état fébrile vespéral.

2° L'apparition de signes d'*épanchement péritonéal :* matité dans les flancs et dans la région sous-ombilicale, sensation de flot. On constate que l'épanchement *n'est pas mobile ;* la *quantité* de liquide peut être évaluée à 3 litres en moyenne.

Enfin, du 20ᵉ au 40ᵉ jour, l'*ombilic* devient saillant, la peau rougit sans s'indurer, et une perforation s'établit, par laquelle s'échappent plusieurs litres de liquide jaune verdâtre, contenant des fausses membranes, inodore. Cette ouverture est accompagnée de chute de la température.

Après des alternatives de rétention et d'évacuation de pus, la sécrétion se tarit.

DURÉE. — La durée varie entre un et trois mois.

C'est donc une péritonite aiguë au début, subaiguë dans la suite.

TERMINAISON. — La *guérison* est possible par l'évolution naturelle, que celle-ci conduise à la résolution (exceptionnelle) ou à la suppuration. Mais plus souvent le drainage ombilical est insuffisant et l'enfant est emporté au milieu du tableau de l'*hecti-*

cité : fétidité de l'écoulement, amaigrissement, grandes oscillations de température.

D'autres fois, il est emporté par une *complication pulmonaire.*

FORMES. — **Péritonite secondaire.** — Elle est toujours enkystée. Le début est brusque ou au contraire tellement insidieux que le premier symptôme remarqué est l'épanchement abdominal (cas ordinaire).

Ultérieurement l'évolution est celle d'une péritonite enkystée, les complications pulmonaires sont exceptionnelles.

Péritonite généralisée. — Elle est toujours primitive et éclate brusquement.

L'état général est des plus inquiétants, le faciès est altéré, les vomissements sont incessants, quelquefois fécaloïdes, comme dans les occlusions ; la diarrhée est abondante, l'urine est sécrétée en très petite quantité.

Le ventre est météorisé ou, au contraire, souple et aplati en bateau.

La douleur existe ou manque totalement; cependant la dyspnée est intense.

Le pouls est petit et les extrémités froides; la mort survient par collapsus cardiaque.

PRONOSTIC. — Dans la période aiguë, il se tire de l'état du pouls. La péritonite généralisée tue dans presque tous les cas; la péritonite enkystée ne détermine que le 10 o/o de mortalité, chiffre que l'on peut abaisser par une intervention faite à temps.

Diagnostic. — La péritonite à pneumocoques serait facile à caractériser par son début brusque, par la diarrhée qui l'accompagne, si elle était plus fréquente. Outre cela, elle peut revêtir des aspects cliniques variés.

a) Cas de phénomènes péritonéaux aigus.

L'*appendicite* débute toujours dans la fosse-iliaque, s'accompagne toujours de constipation. La défense de la paroi est bien plus considérable.

Il existe un empâtement profond, qui présente en outre le caractère distinctif d'être latéral.

La *péritonite gonococcique* est, elle aussi, sous-ombilicale et à début brusque. Mais, dans ce cas, l'écoulement vulvaire est constant, et la maladie tourne court en 3 ou 4 jours.

b) Période de météorisme.

La *fièvre typhoïde* se reconnaît aux taches rosées à l'hypertrophie de la rate, à la plus grande régularité et à la plus grande hauteur de la courbe thermique, enfin au séro-diagnostic.

c) Période d'épanchement. — Quand on a suivi le malade depuis le début, le diagnostic est facile, mais on peut commettre les erreurs suivantes.

La *péritonite tuberculeuse* présente des collections multiples ; si, au contraire, elle prend une forme ascitique, elle a peu de tendance à s'ouvrir à l'ombilic.

La *hernie ombilicale* date, en général, des premières années de la vie.

L'*ascite séreuse* se reconnaît à sa mobilité et à l'atteinte de la glande hépatique.

TRAITEMENT. — Dans les *formes généralisées* il faut faire la laparotomie d'urgence et drainer largement le péritoine. La caféine et le sérum artificiel sont nécessaires pour aider le cœur défaillant.

Au début, la *forme enkystée* est traitée, souvent involontairement, par des moyens médicaux. Sitôt la collection formée, on l'évacue par la laparotomie suivie de drainage. Quelquefois on doit ouvrir des foyers secondaires.

LVI. — MALFORMATIONS DU RECTUM ET DE L'ANUS

ÉTIOLOGIE. — L'*hérédité* similaire est un des rares éléments étiologiques qui aient été notés dans quelques observations.

ANATOMIE PATHOLOGIQUE. — Suivant la classification de Trélat, on distingue les cas suivants :

Rétrécissements. — Ce sont ordinairement des valvules siégeant à quelques centimètres de l'anus.

Imperforations. — Elles peuvent siéger soit sur le rectum, soit sur l'anus. Elles sont caractérisées par une membrane, plus ou moins mince, qui sépare les deux parties du tube digestif.

Absence de l'anus ou du rectum. — L'*anus* peut manquer totalement et la peau passer sans particularités extérieures d'une fesse sur l'autre. Les fibres du sphincter manquent totalement.

Le *rectum* descend plus ou moins bas et se termine de façons diverses :

Ou bien en *cul-de-sac*, situé contre le périnée, contre le promontoire, etc.

Ou bien sur un *cordon fibreux*, qui le relie à l'anus bien conformé, ou à la peau du périnée, ou plus souvent à la vessie, à l'utérus.

Ou bien par un *abouchement anormal* (cas ordinaire).

Abouchements anormaux. — Chez la femme, l'anus s'abouche le plus souvent à la vulve ou dans la partie inférieure du vagin.

Chez l'homme, l'abouchement a lieu dans la vessie, l'uretère, quelquefois la racine du scrotum.

Autres organes. — En cas d'imperforation et surtout d'absence du rectum, il y a un *rapprochement des ischions*.

Le *sphincter*, ou tout au moins des faisceaux musculaires, qui peuvent en tenir lieu après une opération, existe très souvent, même dans le cas de graves malformations.

Pathogénie. — Les malformations sont plus fréquentes aux parties qui, comme la bouche, les organes génitaux sont sujettes à des plicatures complexes au cours du développement. Sans qu'on connaisse la cause primordiale de ces anomalies, on sait du moins comment elles se relient aux différents stades de l'évolution embryonnaire.

Primitivement, le rectum et la vessie (allantoïde) débouchent dans une cavité commune, le cloaque, que ferme un adossement endo-mésodermique, le *bouchon cloacal*.

Ultérieurement, apparaissent des replis transversaux, les replis de Ratke, qui s'avancent l'un vers l'autre à la façon de rideaux mus par des cordons (Vialleton) et qui constituent par leur fusion de haut en bas l'*éperon cloacal*, qui affleure le bouchon cloacal.

Ce n'est que plus tard que la désagrégation du bouchon cloacal ouvre la partie postérieure du cloaque devenu le rectum.

Que cette membrane ne se désagrège que du côté rectal, on a une imperforation de l'anus. Qu'elle ne se désagrège que du côté périnéal, on a une imperforation du rectum. Que les replis de Rathke convergent incomplètement, il se produit un abouchement anormal.

Symptômes. — Nous prendrons comme type de description l'imperforation de l'anus ou du rectum.

Signes fonctionnels. — Ils sont en général perçus les premiers. L'enfant n'expulse pas de méconium ; lorsqu'il essaye de téter, il vomit ; très rapidement il cesse de vouloir se nourrir et continue cependant à vomir des matières grisâtres. Ce sont les signes de l'occlusion.

Signes physiques. — Le ventre est météorisé. L'exploration de la région anale donne l'explication de cette occlusion.

L'absence d'anus est une variété de difformité dont le diagnostic s'impose.

Lorsque l'anus existe, on constate qu'un lavement, qu'une sonde en caoutchouc ne pénètrent pas. Ces constatations peuvent être contrôlées par le toucher rectal.

Mais il faut encore essayer de déterminer *à quelle profondeur* se trouve le cul-de-sac intestinal. Quelquefois, on voit bomber par l'anus une *membrane noirâtre;* dans d'autres cas, on la sent par le toucher.

En l'absence d'anus, on peut, dans d'autres cas, voir *bomber le périnée*, quand l'enfant fait des efforts; ce symptôme n'a pas une valeur absolue, car lorsque le rectum fait défaut, la masse intestinale presse sur la vessie et sur l'utérus qui bascule en arrière et font bomber le périnée.

L'*exploration de la concavité sacrée*, avec une sonde rigide introduite dans le vagin ou dans la vessie, est une méthode à employer, mais qui peut donner des résultats trompeurs.

La *palpation abdominale* donne rarement des indications nettes, à cause du météorisme.

Un des meilleurs signes pour reconnaître les absences du rectum est la constatation d'un *rapprochement anormal des ischions*.

Aucun de ces signes n'a de valeur absolue et le plus souvent c'est à l'aveugle et sans certitude de le trouver qu'on recherche le bout intestinal inférieur au cours des opérations périnéales.

MARCHE. — S'il n'y a pas intervention, la mort avec dyspnée progressive, algidité et collapsus cardiaque, est la terminaison nécessaire des imperforations du rectum. Elle se produit entre le quatrième et le sixième jour.

FORMES. — **Rétrécissement.** — Il peut passer inaperçu jusqu'au jour où un corps étranger, ou même une dureté anormale des selles vienne en révéler l'existence.

Il en est de même de certains **abouchements anormaux** et en particulier de **l'abouchement vésical** ; dans ce dernier cas, si l'occlusion ne se produit pas, le sujet ne tarde pas à mourir d'infection urinaire ascendante.

Abouchement urétral. — Il se distingue du précédent par l'inégale coloration de l'urine aux différents temps de la miction (méthode des trois verres); cette distinction est importante pour le pronostic et pour le traitement.

PRONOSTIC. — Le pronostic dépend de la hauteur à laquelle est située l'extrémité inférieure de l'intestin, de la date de l'intervention.

Mais même quand la vie du sujet n'est plus immédiatement en cause, la gêne qu'apporte quelquefois dans l'existence du malade un anus artificiel incontinent fait de l'imperforation du rectum une grave infirmité.

DIAGNOSTIC. — Par l'exploration méthodique de la région anorectale, on peut facilement distinguer les imperforations ou les rétrécissements de la simple *constipation* des nouveau-nés.

Les rétrécissements peu serrés peuvent être d'un diagnostic délicat, puisque souvent ils ne se révèlent que par un accident (occlusion par corps étranger, fistule, etc.).

TRAITEMENT. — *L'opération de choix* est l'intervention périnéale : incisant strictement sur la ligne médiane, on divise avec soin les faisceaux musculaires précoccygiens, qui pourront former un sphincter. Si le rectum ne se présente pas après la première incision, on le cherche profondément dans le segment postérieur de la plaie avec le doigt et la sonde cannelée.

S'il manque de l'espace, la résection du coccyx suffit à en donner.

Lorsque le rectum est atteint (masse brunâtre rénitente), il faut le libérer de ses adhérences non vasculaires, l'abaisser et le suturer à la peau, pour éviter un rétrécissement cicatriciel.

L'anus iliaque doit être réservé aux cas opérés *in-extremis* et à ceux où l'ampoule est trop haut située. Et, même dans ces cas, grâce à cette laparotomie iliaque, on a libéré le segment inférieur de l'intestin, et on a pu ainsi le rendre assez mobile pour le suturer à la peau du périnée.

LVII. — PROLAPSUS DU RECTUM

Les caractéristiques du prolapsus du rectum de l'enfant sont sa grande *fréquence* et sa *bénignité*.

ÉTIOLOGIE. — *Causes anatomiques.* — On a invoqué des causes anatomiques spéciales à l'enfance : le *volume de la masse intestinale*, et par conséquent son poids plus considérable, la *rectitude du sacrum* ayant pour conséquence la rectitude de l'intestin, etc. Ce sont des causes hypothétiques et certainement insuffisantes; elles seraient tout au plus prédisposantes.

Causes déterminantes. — Ce sont toutes celles qui provoquent des efforts vers les muscles du périnée : les *diarrhées chroniques*, la *constipation*, qui entraîne elle-même l'habitude vicieuse de laisser longtemps les enfants sur le vase, les *helminthes*, les *polypes du rectum*. Les efforts ayant pour point de départ l'appareil urinaire (phimosis, calcul vésical) sont certainement beaucoup plus rares et moins dangereux.

Causes prédisposantes. — Pour que les causes précédentes agissent, il faut qu'intervienne un état général spécial, caractérisé par la *mauvaise qualité des tissus*. Les enfants atteints de prolapsus sont souvent des *rachitiques*, à gros ventre flasque et pourvu d'une triple saillie, présentant des hernies, etc. Chez les malades répondant à ce type clinique, le prolapsus est plus fréquent, et surtout plus tenace.

L'*atonie du sphincter*, qui a été invoquée dans le cas de prolapsus, est peut-être une des causes, mais on doit subordonner son influence à celle de l'état général ci-dessus énoncé. Le prolapsus lui-même tend ensuite à exagérer la flaccidité du sphincter.

Anatomie pathologique. — On distingue plusieurs degrés du prolapsus.

Le *prolapsus partiel* ou de la muqueuse, la musculeuse restant en amont du sphincter. Cette déformation n'est possible que si le déplacement est petit et si la sous-muqueuse est bien souple.

Le *prolapsus total* à deux cylindres est comparable à la figure qu'on obtient en retournant partiellement la manche d'une veste. Tantôt il se produit d'emblée, tantôt il succède à une invagination rectale inférieure à 3 cylindres, qui fait procidence et déplisse progressivement le cylindre externe.

Le *péritoine* se trouve à la partie antérieure des prolapsus, quand ils sont volumineux, ce qui est rare chez l'enfant. Comme le mesocôlon pelvien et les artères hémorroïdales supérieures constituent pour le rectum un pédicule solide, le glissement se fait surtout sur la paroi antérieure, et l'orifice du prolapsus regarde en arrière.

Symptômes. — **Prolapsus de la muqueuse.** — Il se montre sous forme d'un bourrelet circulaire sortant par l'anus et dont la périphérie se continue avec la peau de la région sans interposition d'un sillon.

La muqueuse ne sort que pendant les efforts de défécation et elle rentre aussitôt après.

Prolapsus total. — Il se présente sous un aspect analogue ; mais la tumeur est plus grosse ; quand elle n'est pas spontanément réductible, il y a presque certainement participation de la tunique musculaire.

Prolapsus volumineux. — Il consiste en une masse rouge framboisée, suintante et excoriée. Le volume peut être celui d'une mandarine; la forme tend à être globuleuse. L'orifice regarde en arrière; à la partie antérieure, la consistance est plus molle et on peut y trouver une hernie faisant procidence dans le prolapsus (*hédrocèle*) : la sonorité, la réductibilité et le gargouillement la caractérisent.

Parvenu à ce volume, le prolapsus n'est pas spontanément réductible; qu'on le réduise, et il tend à se reproduire immédiatement.

Dans ces cas accentués, le sphincter est élargi, aminci et se contracte avec moins de force.

Ce degré avancé du prolapsus est exceptionnel chez l'enfant.

Marche. — On peut distinguer trois périodes dans l'évolution du prolapsus: dans une première, la muqueuse ne sort qu'à l'occasion des efforts de défécation, mais rentre spontanément dans l'intervalle; — dans une seconde, le prolapsus ne rentre que si on le repousse par des manœuvres de réduction ; — dans une troisième, le prolapsus sort à tout propos, et reste par conséquent dehors comme une hernie ayant perdu droit de domicile.

Complications. — Elles sont exceptionnelles chez l'enfant: la *rectite* caractérisée par les écoulements muqueux et par le ténesme tend à éterniser le prolapsus.

L'*étranglement* avec menace de sphacèle est encore plus exceptionnel.

Terminaisons. — La terminaison constante est la *guérison ;* car le prolapsus est curable comme le sont ses deux causes principales chez l'enfant : les efforts de défécation symptomatiques d'une entérite, et l'état de faiblesse des tissus, chez les rachitiques.

Il est peu probable que le prolapsus de l'adulte puisse succéder à celui de l'enfant.

Pronostic. — Le pronostic est bénin; il dépend de la *cause* du prolapsus, qui détermine son degré de curabilité, et du *degré* de la déformation.

La possibilité de complications n'entre guère en ligne de compte.

Diagnostic. — Le diagnostic du prolapsus s'impose presque, à cause de sa forme caractéristique, de sa réductibilité, etc.

Le *polype* est une masse non perforée, de forme arrondie; il détermine souvent des hémorragies et peut d'ailleurs causer le prolapsus.

L'*invagination* faisant issue par l'anus pourrait être confondue avec un prolapsus étranglé, si les phénomènes d'occlusion, les selles sanglantes et le profond sillon qui sépare la tumeur de la peau de l'anus ne faisaient faire le diagnostic. Dans les invaginations rectales inférieures, qui diffèrent peu du prolapsus, il existe un sillon analogue, mais de moindre profondeur.

Traitement. — Il faut, avant tout, traiter l'*état général* et la *cause locale* (entérite, constipation).

Règle hygiénique importante : ne jamais laisser l'enfant faire des efforts de défécation trop violents, ni surtout prolongés. L'administration d'un lavement à heure fixe est souvent utile pour arriver à ce résultat.

Toutes les fois que le prolapsus est sorti, il faut en pratiquer la *réduction :* l'enfant étant couché sur le côté, on enduit le prolapsus de vaseline et on le repousse avec une compresse humide. Il faut guider la base de la tumeur avec les cinq doigts et appuyer surtout sur le fond. La tumeur rentre dans l'intervalle de deux cris.

Les *opérations* qui ont été pratiquées chez l'adulte (extirpation, rectopexie, colopexie) ne sont qu'exceptionnellement indiquées chez l'enfant, car les prolapsus rebelles appartiennent à des enfants cachectiques auxquels une opération serait préjudiciable.

LVIII. — POLYPE DU RECTUM

Étiologie. — C'est une tumeur *fréquente* dans les premières années de la vie.

On ignore absolument les *causes* du polype ; on le rattache théoriquement à l'inflammation ; le fait ne serait démontré que si la rectite était constante chez les sujets atteints de polype, et si on démontrait qu'elle n'est pas secondaire à la tumeur.

Anatomie pathologique.—Les *caractères macroscopiques* seront étudiés avec les symptômes ; disons seulement que la classification en *polypes durs* et en *polypes mous* (ceux-ci étant les plus fréquents), ne correspond que dans la plupart des cas, et non dans tous, à la distinction entre adénomes et fibromes.

Histologie. — D'ailleurs l'histologie montre que tout polype est une *tumeur mixte*.

On rencontre quelquefois des fibromes, des myomes, des myxomes ; mais le plus grand nombre des polypes sont des *adénomes*.

La tumeur est formée de tubes revêtus d'une assise de cellules caliciformes; les noyaux rappellent ceux des cellules normales et on peut facilement les distinguer de ceux des épithéliomes qui sont atypiques (Quénu et Landel). En certains points, existent des cavités kystiques revêtues d'un épithélium d'autant plus aplati que la cavité est plus grande. La tumeur est richement vascularisée.

Suivant que prédomine tel ou tel élément, la tumeur mixte est qualifiée d'adénome, de fibrome, d'angiome, d'adénome kystique.

Des productions papillaires peuvent exister à la surface ou dans les cavités kystiques.

Pathogénie. — *L'apparition de la tumeur* est actuellement attribuée à un *processus inflammatoire ;* dans quelques cas, on a trouvé dans la tumeur des bilharzies, des microcoques, sans qu'on puisse incriminer exclusivement aucune de ces causes.

La *forme pédiculée* de la tumeur est un cas particulier de cette règle, que toutes les tumeurs du rectum ont tendance à se pédiculiser (P. Delbet).

Symptômes. — *Signes fonctionnels*. — Ils se réduisent chez l'enfant à la *fréquence des défeca-*

tions. Il n'y a pas comme chez l'adulte une sensation de pesanteur périnéale.

Signes physiques. — Les *écoulements sanguins* survenant au cours de la défécation, sont les premiers de ces signes qui attirent l'attention ; ils ont le caractère des hémorragies rectales : le sang est rouge et ne se mélange pas aux matières.

Souvent l'inspection permet de reconnaître un certain degré de *prolapsus*, déterminé par les efforts répétés de la défécation.

D'autres fois, la *tumeur est procidente*, tantôt d'une façon continue, ce qui est rare, tantôt pendant les efforts de défécation ; la masse procidente dans ces cas est entourée d'un sillon profond et elle n'est pas perforée en son centre, comme le serait un prolapsus.

Enfin, dans la plupart des cas, la tumeur reste dans le rectum, et on ne peut en reconnaître l'existence qu'avec le *speculum ani* : ayant pris soin d'évacuer le rectum par un lavement, on glisse le bec de l'instrument contre la paroi postérieure du rectum et on l'ouvre de temps en temps.

Le polype est implanté presque toujours sur la *paroi postérieure*, quelquefois sur la paroi latérale.

La couleur est *rouge*, un peu plus foncée que celle de la muqueuse; en cas d'étranglement, il peut devenir violacé ; au contraire, lorsqu'il reste procident, la surface s'épidermise et pâlit.

Le *volume* rappelle celui d'une grosse noisette ; on en a vu de beaucoup plus gros ; plus petits, ils sont rarement observés, car ils déterminent alors peu de troubles fonctionnels.

Il existe un *pédicule,* situé à la partie supérieure de la tumeur, et qui laisse à celle-ci la plus grande *mobilité.*

Marche. — Le polype évolue pendant longtemps d'une façon latente, et n'est reconnu que quand il possède un certain volume.

Terminaisons. — Le polype peut durer longtemps; quelquefois il est expulsé dans un effort de défécation, il en résulte soit une *guérison* définitive, soit une guérison temporaire suivie de *récidive ;* on ne sait au juste si la récidive vient du pédicule, ou si elle résulte du développement d'autres tumeurs.

Pronostic. — Le pronostic de la tumeur est des plus *bénins;* néanmoins, il faut tenir compte de la possibilité de *prolapsus* et de *récidives.*

Diagnostic. — Les hémorragies attirent l'attention et la constatation de la tumeur entraîne le diagnostic. Néanmoins au début le polype peut *passer inaperçu ;* c'est ainsi que, dans certains cas, on a cru à un prolapsus primitif, alors que le polype était seul en cause.

Dans les cas d'*hémorragie intestinale*, il est difficile de confondre le polype avec les autres causes d'hémorragies: *prolapsus, fissure à l'anus,* où elle est plus rare ; — *invagination*, où les autres symptômes attirent l'attention ; — et même *menstruation précoce.*

Quand la tumeur est constatée, les erreurs sont

exceptionnelles, car le cancer et les hémorroïdes n'existent pas chez l'enfant.

Le *prolapsus* se continue avec la peau de l'anus ou n'est séparé d'elle que par un sillon peu profond; le centre est perforé d'un orifice.

Néanmoins il faut se rappeler la possibilité de la coexistence de ces deux affections.

TRAITEMENT. — Le traitement consiste dans l'*excision*. Il faut avoir soin de placer le spéculumani, qui permet d'éviter des tiraillements capables d'occasionner la rupture du pédicule, et placer sur celui-ci une ligature, afin d'éviter une hémorragie qui pourrait être abondante.

L'arrachement simple exposerait à la récidive et aux hémorragies.

LIX. — MALADIES DIVERSES DE L'ANUS

Fissures à l'anus. — C'est une maladie qui est fréquente chez l'enfant à cause de la vulnérabilité de la peau. On a aussi invoqué pour expliquer son apparition une étroitesse congénitale de l'anus. Elle est souvent liée à la *constipation* et inversement les douleurs violentes qu'elle détermine sont une cause de constipation qu'il faut savoir dépister chez les nourrissons qui ont des selles moulées. Un peu plus tard, chez les filles, on peut souvent incriminer les vulvo-vaginites, dont le suintement continuel rend vulnérable la peau.

Le traitement usité actuellement est la dilatation

rapide sous le chloroforme, lorsque les pommades cocaïnées et astringentes ont échoué.

Abcès de l'anus. — Ils sont rares, comme sont rares dans l'enfance la tuberculose pulmonaire et les hémorroïdes. On les observe surtout dans la convalescence de la fièvre typhoïde, ou chez les nourrissons présentant des abcès cutanés multiples.

La *fistulisation* est exceptionnelle.

LX. — TUMEURS OMBILICALES

Hernie fœtale. — On la reconnaît facilement à son volume notable, à la couleur des viscères herniés qu'on voit soit directement (absence de sac), soit au travers du sac transparent, à sa réductibilité au moins partielle.

Hernie acquise. — La tumeur est recouverte de peau et présente les caractères spéciaux des hernies : réductibilité avec gargouillement, expansion pendant les cris.

Kystes sacculaires. — Ils sont exceptionnels et ont été précédés d'une hernie véritable.

Ombilic en forme de prépuce (Féré). — C'est une anomalie résultant d'une longueur anormale de la peau qui revêt la base du cordon. C'est une tumeur globuleuse ou conique, qui n'est pas réductible, et qui ne se modifie pas par les cris de l'enfant.

Fistule urinaire. — Elle s'accompagne souvent de productions condylomateuses. Cette fistule est exceptionnelle à la naissance, et survient surtout à la suite d'une rétention d'urine. Cette difformité s'accompagne d'une odeur spéciale et d'une miction ombilicale qui ne laissent pas place au doute.

Fistule du diverticule de Meckel. — Elle s'accompagne ordinairement d'une hernie de la paroi postérieure de l'anse intestinale adhérente par l'orifice ombilico-intestinal. Outre cette tumeur, qui présente les attributs d'une hernie, il existe un suintement stercoral, ou même simplement muqueux.

Anus artificiel ombilical. — Il reconnaît pour cause l'ulcération d'une anse intestinale prise dans la ligature du cordon. L'écoulement est nettement stercoral.

Cet accident pourra toujours être évité, si on ne exerce pas de tractions sur le cordon pendant la ligature, et si on place le fil à une distance convenable.

Granulome. — C'est une petite tumeur muriforme, de couleur rosée, accompagnée d'un suintement purulent léger, qui résulte de la persistance de quelques granulations ayant succédé à la chute du cordon.

Adénome diverticulaire. — Tumeur arrondie sous-cutanée ou sous-péritonéale, non réductible, quelquefois fistuleuse, résultant de l'oblitération incomplète du diverticule de Meckel.

Abcès de la région ombilicale. — Ils sont d'origine appendiculaire, vermineuse, ou liés à la péritonite tuberculeuse. Les caractères inflammatoires ne permettent pas de les confondre longtemps avec les affections précédentes.

LXI. — HERNIE OMBILICALE

Étiologie. — La *fréquence* de ces hernies est très grande. L'influence du *sexe* est nulle, contrairement à ce qui existe pour la hernie inguinale.

L'âge des enfants atteints de cette hernie dépasse rarement deux ans; elle apparaît à la naissance ou dans les premiers mois, jamais après la 2e année, et nous verrons qu'elle guérit en quelques années.

Les *causes prédisposantes* se résument dans l'influence héréditaire (cette hernie est très fréquente dans la race noire), et dans la débilitation générale qui accompagne le rachitisme. Ces causes peuvent d'ailleurs faire défaut.

Les *causes déterminantes* sont celles qui font faire des efforts aux nouveau-nés (efforts de toux, de miction et de défécation).

Anatomie pathologique. — Il existe trois sortes de hernies ombilicales.

Hernie embryonnaire. — Elle apparaît dans les deux premiers mois de la vie intra-utérine par l'absence de coalescence des plaques ventrales.

Cette variété peut être petite ou énorme (exomphalie), contenir tous les viscères abdominaux et le cœur; on n'y rencontre pas, dans tous les cas, le diverticule de Meckel.

Le sac peut ne pas exister, les viscères étant à nu; quand il existe, il est transparent.

Les adhérences des organes au sac et des organes entre eux sont très fréquentes.

Hernie fœtale. — Mêmes caractères anatomiques, à part que cette hernie contient rarement du foie, qu'elle est toujours pourvue d'un sac mince et transparent et que l'anneau ombilical est bien constitué.

Hernie acquise. — C'est de beaucoup la variété la plus fréquente.

Elle contient de l'intestin et quelquefois de l'épiploon à partir du sixième mois; les adhérences sont exceptionnelles.

Le sac est formé par l'adossement intime du péritoine et de la peau.

L'anneau herniaire est l'anneau ombilical lui-même; le plus souvent la hernie se fait par l'un des deux orifices supérieurs, entre la veine, une artère et l'anneau.

Pathogénie. — Elle diffère pour les hernies qui précèdent la naissance et pour les hernies qui la suivent.

Hernies acquises. — Rien de particulier à cette hernie, si ce n'est la disposition anatomique qui favorise l'issue des viscères, et la position couchée de l'enfant nouveau-né, qui explique que cet âge soit aussi exposé aux hernies supérieures de l'abdomen qu'aux hernies inférieures.

Hernies fœtale et embryonnaire. — On a incriminé l'arrêt du développement proprement dit (coexistence avec d'autres malformations); — les tractions sur le cordon ; — les adhérences amniotiques; — les compressions de l'abdomen par attitude vicieuse; — les adhérences prolongées du diverticule de Meckel (or il est inconstant dans les hernies), etc.

Symptômes. — Nous aurons surtout en vue la hernie acquise. C'est une tumeur du volume d'un pois ou un peu plus, arrondie; quand elle est plus volumineuse, ce qui est rare, elle peut être arrondie, allongée, ou trifoliée.

La réductibilité est parfaite; les troubles fonctionnels sont rares et peu accusés.

Marche. — Les *accidents* sont exceptionnels.

La *guérion* est la règle avant la deuxième année.

Etant donnée la grande fréquence de la hernie, les cas de *persistance* ne sont pas rares d'une façon absolue.

Au contraire, la *hernie fœtale* s'accompagne nécessairement d'une inflammation locale, qui peut aboutir à la mort par péritonite, ou à la guérison avec une cicatrice fibreuse étoilée.

Diagnostic. — Le diagnostic repose sur la réductibilité et sur le gargouillement de la tumeur.

Pour les erreurs auxquelles elle peut donner lieu, voir *Tumeurs de l'ombilic*.

Traitement. — Maintenir la hernie avec un *bandage* improvisé (coton et diachylon) ou spécialement construit; il faut se garder d'employer une pelote plus petite que l'orifice, car elle le maintiendrait béant.

En cas de persistance seulement, on pourrait recourir à la *cure radicale* (omphalectomie).

LXII. — HERNIE INGUINALE

Étiologie. — Les années qui suivent la naissance constituent, avec l'âge adulte, une des périodes de *fréquence* maxima des hernies inguinales.

L'*hérédité* a été fréquemment notée dans ces hernies (1/3 des cas d'après Malgaigne).

Le *sexe* le plus souvent atteint (20/1) est le sexe masculin.

Les *causes prédisposantes* peuvent être résumées dans la faiblesse générale des tissus qui accompagne le rachitisme ; le gros ventre flasque à triple saillie des rachitiques ressemble au ventre des vieillards affaiblis, si souvent porteurs de hernies.

Mais cette cause étiologique est loin d'être constante.

Les *causes déterminantes* sont elles-mêmes inconstantes; les causes d'effort habituelles chez les enfants sont la toux (coqueluche, rougeole), les efforts de miction (calculs vésicaux, phimosis) et les efforts de défécation (entérites chroniques).

Anatomie pathologique. — *Trajet*. — Toutes les hernies inguinales des enfants sont obliques externes et suivent le trajet inguinal, d'ailleurs élargi et raccourci par leur passage.

Rapports. — D'après le trajet précédemment décrit, le collet est bordé en dedans par l'artère épigastrique; le cordon se trouve en arrière du sac, mais quand il y a inversion épididymaire, il est reporté en avant.

Contenu. — C'est presque toujours de l'intestin grêle. La plupart des cas de hernie des côlons, et principalement du cœcum et de l'appendice, ont été observés chez des enfants ; cette disposition doit être reconnue soigneusement au cours de l'opération, car la variété dépourvue de sac, appelée *hernie par glissement*, exposerait à la blessure de l'intestin.

L'épiploon est exceptionnel (1/10 des cas au plus), ce qu'explique son développement tardif.

Le testicule est ou n'est pas entouré directement par la hernie.

Pathogénie. — Comme tous les enfants qui toussent ne sont qu'inconstamment atteints de hernie, il y a lieu de se demander quelle est la cause prochaine de cette affection.

Certains auteurs identifient la hernie de l'enfant à celle de l'adulte et incriminent volontiers la *faiblesse des tissus*.

D'autres en font plutôt le résultat d'une *malformation*. Le canal péritonéo-vaginal n'est qu'exceptionnellement oblitéré à la naissance, et dans la moitié des cas avant un mois ; cette perméabilité est plus fréquente à droite comme la hernie.

D'autres auteurs attachent une grande importance aux malformations des piliers (Félizet), et mentionnent la fréquente coexistence d'autres malformations (bec-de-lièvre, phimosis, etc.).

Symptômes. — Ce sont ceux de la hernie classique.

C'est une *tumeur* sonore, non transparente, réductible ou tout au moins augmentant de volume par les cris et pendant les tentatives de réduction.

Pour effectuer la *réduction*, il ne faut pas trop compter sur la bonne volonté du sujet, mais exercer sur la face de la tumeur des pressions, guider celle-ci à l'entrée de l'anneau dans un défilé formé par l'index et le médius et obturer l'anneau avec l'index. La réduction d'une hernie volumineuse chez l'enfant en bas âge détermine ordinairement une miction, qu'il ne faut pas se hâter d'attribuer à une hernie de la vessie.

Après la réduction, on peut *explorer l'anneau*, se rendre compte de ses dimensions et de la solidité des piliers qui le bordent.

Les *signes fonctionnels* sont frustes ; les parents ne manquent pas d'attribuer à des coliques le reploiement des cuisses sur l'abdomen et d'incriminer la hernie dans la production des coliques.

Degrés. — Les degrés de la hernie sont schématisés comme chez l'adulte. On distingue :

La *hernie intrapariétale*, bubonocèle, qui appartient aux enfants assez âgés et qui est quelquefois intermittente au point de demander plusieurs examens successifs après des efforts (toux, cris, marche) ;

La *hernie funiculaire*, oschæocèle, qui descend dans les bourses ;

La *hernie testiculaire*, qui descend au contact du testicule. La grosse hernie est en général un peu bilobée, comme l'hydrocèle de l'adulte. Lorsque le testicule se présente comme une masse saillante rappelant la tête d'une brioche, il est certainement en dehors du sac, quoique la vaginale puisse communiquer avec celui-ci. Quand le testicule est inclus dans la hernie, on ne peut en conclure que la hernie soit testiculaire, au sens anatomique du mot.

Complications. — **Irréductibilité.** — Elle est plus rare que chez l'adulte. Il faut se garder de prendre pour une hernie irréductible une hernie difficile à réduire en totalité, ce qui n'est pas rare à cause de l'indocilité habituelle des jeunes sujets. Il existe deux variétés de hernies irréductibles : la hernie par glissement et la hernie secondairement adhérente.

Étranglement. — Il est rare dans l'enfance, quoique la variété congénitale de la hernie prédispose à cet accident ; il se produit surtout dans les deux premières années.

L'agent de constriction est le sac, tantôt au niveau du collet, tantôt dans la portion funiculaire où se trouvent des diaphragmes incomplets du canal péritonéo-vaginal (Ramonède).

Les symptômes sont ceux de l'étranglement classique ; il ne faut pas compter sur la douleur ; mais l'irréductibilité brusque, la tension de la tumeur, les vomissements, l'arrêt des matières et des gaz sont des symptômes inquiétants, qui imposent une intervention. Le ballonnement du ventre et les vomissement fécaloïdes sont des symptômes tardifs, qu'on ne doit pas attendre.

Les lésions intestinales sont plus rares et plus tardives que chez l'adulte.

Tuberculose du sac. — Elle donne lieu à une symptomatologie presque identique à celle de l'épiplocèle adhérente : tumeur mate, irréductible. On peut la soupçonner, quand le testicule est volumineux.

Kyste sacculaire. — C'est une variété de kyste du cordon (V. *Kystes du cordon*).

Diagnostic. — Il est en général très facile, si on se trouve en présence d'une tumeur inguinale sonore et réductible avec gargouillement.

L'*abcès froid* se reconnaît à l'absence de sonorité et surtout à la présence d'un mal de Pott.

L'*hydrocèle congénitale* se réduit sans gargouillement ; elle est transparente et mate. Il est fréquent qu'un peu d'hydrocèle coexiste avec la hernie ordinaire.

Le *kyste du cordon* forme une tumeur globuleuse, non réductible ou réductible en masse ; il faut se rappeler qu'il cache souvent un anneau herniaire.

La difficulté du diagnostic consiste surtout à reconnaître une hernie petite et ne sortant qu'à de rares intervalles ; on ne doit opérer qu'une hernie qu'on a vue.

Traitement. — Les conditions du traitement sont très différentes de celles qu'on rencontre chez l'adulte : 1° parce que la hernie est spontanément curable ; 2° parce qu'elle donne rarement lieu à des accidents; 3° parce que la hernie de l'enfant est une véritable malformation congénitale ou acquise, mais toujours facilement et définitivement curable par le traitement chirurgical ; elle ressemble aux hernies de force de l'adulte.

Bandage. — *Indications :* toute hernie simple peut être d'abord maintenue par le bandage.

Contre-indications : hernie complexe (kyste, ectopie) ; hernie incomplètement réductible.

Difficultés d'application : elles sont parfois extrêmes et rendent cette application presque impossible ; il faut compter sur la malpropreté des enfants, sur leur indocilité et sur leur turbulence. Aussi la surveillance doit-elle être continue.

Choix du bandage. — Aux premiers mois de la vie conviennent les bandages en caoutchouc; ensuite il faut appliquer le plus tôt possible un bandage à ressort et à pelotes. Le bandage doit être maintenu nuit et jour et continué au moins un an après la guérison apparente.

Résultats. — La persistance de la hernie ou la guérison peuvent s'observer; mais les auteurs donnent des chiffres très différentes sur sujet.

Cure radicale. — *Indications.* — Hernie simple non guérie par le bandage ; hernie complexe d'emblée ; impossibilité de la contention d'une hernie simple.

A quel âge la pratiquer? — Les chirurgiens d'enfants donnent des chiffres qui varient de quelques mois à quatre ans. Quand on le peut, il est préférable d'attendre que l'enfant soit sevré et qu'il demande à faire ses besoins.

Technique. — La recherche et l'oblitération du sac se font comme chez l'adulte. La suture des piliers est faite de la façon la plus simple chez les jeunes enfants. C'est seulement chez les adolescents, que la suture des piliers en deux plans (Bassini) est possible.

Pansement. — Il doit être occlusif (toiles imperméables, pâtes) pour éviter l'imprégnation par l'urine.

Soins ultérieurs. — Le repos au lit prolongé est la meilleure des précautions; le port ultérieur d'un bandage est rarement prescrit.

Résultats. — Ils sont meilleurs que chez l'adulte; les récidives sont exceptionnelles.

Cas de la hernie étranglée. — Étant donnée l'innocuité de l'intervention, la plupart des chirurgiens pratiquent dans ce cas la kélotomie, suivie de la cure radicale. En tout cas, toute hernie qui s'est étranglée doit être opérée, même si elle a pu être réduite par le taxis ou si elle s'est réduite spontanément.

LXIII. — ECTOPIE DU TESTICULE

La désignation d'ectopie testiculaire doit être réservée, pour Kirmisson, aux cas où la situation anormale du testicule est *permanente ;* il est en effet fréquent de rencontrer chez les enfants une mobilité extrême du testicule, qui au moindre effort remonte jusque dans le trajet inguinal au travers d'un orifice sous-cutané dilatable ; c'est alors le *testicule flottant* (Broca).

ÉTIOLOGIE. — L'ectopie testiculaire est *peu fréquente*.

L'*hérédité* se rencontre dans beaucoup de cas.

De même la *dégénérescence ;* la cryptorchidie est fréquente chez les idiots et chez les épileptiques.

Quant aux causes proprement dites, elles sont tout à fait inconnues.

ANATOMIE PATHOLOGIQUE. — VARIÉTÉS. — Il existe des ectopies d'une grande rareté, ce sont celles dans lesquelles le testicule occupe une *situation aberrante :* crurale, périnéale, etc.

Le plus souvent, le testicule ectopié reste en un point de son trajet embryologique :

Ectopie sous-rénale, très exceptionnelle.

Ectopie iliaque.

Ectopies inguinales, les plus fréquentes, qu'on distingue en interne, interstitielle, externe. Cette dernière variété peut, tantôt spontanément, tantôt par l'application de bandages, se transformer en sous abdominale, ou crurale.

ETAT DU TESTICULE. — *Vaginale*. — Elle entoure toujours le testicule ectopié ; il est exceptionnel que la communication péritonéo-vaginale soit interrompue ; d'où la fréquence des hernies et la gravité des inflammations du testicule ectopié. Quelquefois la cavité vaginale descend jusqu'au fond des bourses, seule ou accompagnée par les éléments du cordon.

Cordon. — Tantôt il présente une longueur normale, tantôt et plus souvent il est trop court, et le testicule ne peut être mis en place qu'en sectionnant la vaginale, un paquet veineux, le crémaster; dans bien des cas, il faudrait tirailler le canal déférent et les vaisseaux nourriciers.

Testicule même. — Chez l'enfant et chez l'adolescent, la structure reste normale; mais la plupart des testicules ectopiés d'adulte sont en voie de sclérose et d'atrophie, sans doute à cause des traumatismes multiples auxquels ils sontsoumis (Monod et Arthaud).

Hernie et ectopie. — Il est fréquent qu'une hernie accompagne l'ectopie; une hernie inguinale peut même coexister avec une ectopie périnéale ou iliaque.

Avec l'ectopie inguinale interne ou interstitielle, peut se produire une *hernie propéritonéale*, dont le sac est ordinairement externe par rapport à l'orifice interne du canal inguinal.

Dans d'autres cas, avec cette variété d'ectopie coïncide une *hernie interstitielle*,qui remonte entre les plans musculo-aponévrotiques dans la direction de l'ombilic.

Ces deux variétés de hernies ne sont pas spéciales à l'ectopie testiculaire.

Enfin quand le testicule est en ectopie inguinale externe, il peut coexister une hernie *funiculaire*, ou *testiculaire* ou *sous-testiculaire*.

Pathogénie. — Dans la production de l'ectopie testiculaire, on ne peut incriminer ni l'*absence de vaginale*, puisque celle-ci peut exister sans testicule; — ni l'*absence d'orifice externe* du trajet inguinal, puisque souvent au contraire l'orifice très dilatable permet le refoulement du testicule; — ni la *brièveté du cordon*, ni les *adhérences du testicule*, ni des *insertions anormales du gubernaculum*, car toutes ces dispositions, qui ont été vues dans quelques cas, sont inconstantes.

Symptômes. — *Signes locaux.* — **Ectopie intra-abdominale.** — Elle est ordinairement unilatérale; quand elle est bilatérale (cas exceptionnel), elle porte le nom de *cryptorchidie*.

Ectopie inguinale. — Elle se traduit par la présence, en un point variable du trajet inguinal, d'une tumeur dure, qui obéit aux mêmes influences que les hernies inguinales : impulsion à la toux, réductibilité, etc. L'erreur ne peut être commise, si on constate la vacuité du scrotum.

La coexistence d'une hernie est tellement fréquente qu'on doit toujours la rechercher en présence d'une ectopie.

Dans ce dernier cas surtout, où le testicule est souvent réduit avant les organes de la hernie, mais aussi dans les cas d'ectopie simple, on a tendance à exagérer le degré d'ectopie; il faut au besoin capter le testicule et l'attirer vers le scrotum, pour se rendre compte de sa situation réelle.

Signes fonctionnels. — L'ectopie testiculaire présente des conséquences très variables : tantôt elle est parfaitement supportée ; tantôt au contraire, principalement aux environs de la puberté, le testicule déplacé devient *douloureux*, détermine des irradiations névralgiques, des phénomènes nerveux.

L'état général est celui des sujets normaux dans le cas de monorchidie (ectopie unilatérale); les cryptorchides au contraire ne sont pas normaux : pendant l'enfance, les troubles sont peu accentués et peuvent être mis sur le compte de la dégénérescence (arrêt de développement intellectuel, polysarcie, etc.); mais, aux environs de l'adolescence, le retard de l'évolution physique s'accentue, le sujet reste glabre, la voix ne mue pas, les appétits sexuels manquent : c'est le *féminisme*. Tous les cryptorchides ne prét sentent pas cet état, quelques-uns sont puissants, mais tous sont stériles.

Marche. — L'ectopie légère peut guérir dans la première année.

Quelquefois encore à la puberté, le testicule peut descendre brusquement ou progressivement dans le scrotum jusque-là inhabité ; après vingt ans, le cas est exceptionnel.

Complications. — **Douleurs intenses.**

Orchite du testicule en ectopie. — Chez les sujets normaux, l'orchite présente quelquefois un retentissement péritonéal, à plus forte raison chez les monorchides, leur testicule étant en relation directe avec le péritoine. Les phénomènes peuvent rappeler ceux de l'étranglement interne, et, si le testicule est à l'anneau, on peut croire à un hernie étranglée.

Torsion du testicule. — Beaucoup d'accidents identiques aux précédents ne s'accompagnent pas d'urétrite et ne peuvent être mis sur le compte de l'inflammation de la glande; d'ailleurs, dans ces cas, l'opération a montré qu'il y avait torsion de un à deux tours des éléments du cordon, et stase sanguine consécutive dans le testicule.

Néoplasmes. — Ils sont particulièrement fréquents sur les testicules ectopiés, et ils peuvent atteindre des sujets peu âgés.

Pronostic. — Pour toutes ces raisons, le pronostic de l'ectopie testiculaire est assez sombre. Mais même pour les cas ordinaires, la possibilité de douleurs, au moment de l'adolescence, la prédisposition à la hernie, la grande difficulté du traitement font de l'ectopie une infirmité pénible.

On comprend que le pronostic est encore plus sombre dans le cas d'ectopie bi-latérale.

Diagnostic. — L'ectopie du testicule est d'un diagnostic facile : l'absence de testicule dans les bourses, la situation en un autre point d'une tumeur possédant les caractères du testicule sont les éléments de diagnostic.

La *hernie simple* est réductible avec gargouillement, la pression sur le sac est moins douloureuse.

Le diagnostic de l'orchite d'un testicule ectopié peut présenter de grandes difficultés.

Traitement. — **Ectopie simple.** — Pendant l'enfance, on peut essayer des tractions sur le testicule, pour en favoriser la descente.

Plus tard, si le testicule est à l'anneau externe, on peut le maintenir en position par un bandage en fourche.

Après la puberté, si le testicule ne descend pas et s'il existe des douleurs, il faut libérer le cordon et sectionner ce qui n'est pas nécessaire à la nutrition du testicule, pratiquer l'occlusion de l'orifice interne du canal inguinal, défoncer le diaphragme celluleux qui barre l'entrée du scrotum (Jalaguier), fixer le testicule au fond des bourses; c'est l'opération de l'*orchidopexie*.

Le résultat est incertain, et quelques malades déjà opérés demandent ultérieurement la *castration*. Celle-ci pourrait être pratiquée d'emblée sur un testicule très peu développé.

Ectopie et hernie. — On fait en même temps la cure radicale de la hernie. L'opération est nécessaire, car la contention de la hernie par un bandage est impossible à cause de la présence du testicule; elle se pratique avant la puberté.

LXIV. — HYDROCÈLE VAGINALE

Étiologie. — L'épanchement séreux de la vaginale est *fréquent* dans l'enfance.

Mais, au point de vue de l'*âge*, on peut établir des catégories assez distinctes: — l'*hydrocèle des nouveau-nés*, qui est extrêmement fréquente et qui atteint des sujets en excellente santé; — l'hydrocèle de l'enfance, qui réalise des tableaux cliniques divers, dont le plus important est l'*hydrocèle congénitale;* celle-ci, qui est ainsi nommée parce qu'elle apparaît à la faveur de la disposition congénitale du canal péritonéo-vaginal, atteint des *sujets malingres*, souvent entachés de tuberculose.

Pathogénie. — L'hydrocèle des nouveau-nés a été rattachée à des froissements que subirait le testicule au cours de l'accouchement.

L'hydrocèle congénitale est rattachée par les uns à une *vaginalite :* ce serait une hydrocèle vulgaire; par les autres à une altération *péritonéale primitive,* dont elle ne serait qu'une traduction accidentelle. Il existe des cas incontestables où l'hydrocèle congénitale accompagne une péritonite tuberculeuse ascitique; l'accord n'est pas fait, lorsqu'il s'agit de savoir si ces cas répondent à la majorité.

Symptômes de l'hydrocèle des nouveau-nés. — Le scrotum est augmenté de volume. La tuméfaction est arrondie, en forme de poire à grosse extrémité supéro-externe; la consistance est partout égale; en un point, quand le sac n'est pas trop tendu, on perçoit le testicule, qui est inclus dans la collection liquide.

La tumeur est *transparente*, mate.

L'extrémité supérieure arrondie est nettement sentie en dehors du trajet inguinal.

Marche. — Dans la plupart des cas, la *résolution* spontanée se fait en quelques semaines.

Autres formes. — **Hydrocèle congénitale.** — C'est une tumeur présentant les mêmes caractères que la précédente, mais avec quelques différences.

Elle est en général moins tendue.

Quelquefois, la persistance du canal péritonéo-vaginal est évidente : impulsion à la toux, réductibilité, mais ces cas sont rares, car, quand on essaye la réduction, il se produit une coudure du conduit, ou bien le testicule vient obstruer l'anneau.

La communication se reconnaît à ce fait que l'hydrocèle *disparaît par le séjour au lit,* et qu'elle se reproduit à la fin de la journée de station debout. Dans les cas légers, on observe seulement des différences de tension, d'une appréciation beaucoup plus délicate.

La *marche* de cette variété est beaucoup plus irrégulière que celle de la précédente ; quelquefois, l'hydrocèle congénitale accompagne une péritonite tuberculeuse.

Hydrocèle et hernie. — Cette association est fréquente, probablement à cause des traumatismes qu'impriment au testicule les mouvements de la hernie.

Il existe des cas complexes, dénommés *hernie enkystée de la tunique vaginale,* qui consistent en la saillie à l'intérieur de la cavité d'une hydrocèle d'un sac herniaire, ou même d'une anse intestinale libre. Dans ce dernier cas, on ne sait si cette communication est primitive ou si elle a succédé à la rupture du sac.

Kystes du cordon. — A l'hydrocèle on peut rattacher le kyste du cordon ou hydrocèle enkystée du cordon, qui résulte de l'oblitération partielle du canal péritonéo-vaginal. C'est une production fréquente chez le nouveau-né, dont la marche rappelle celle de l'hydrocèle. Souvent aussi ils accompagnent la hernie inguinale.

Les kystes développés aux dépens de débris épithéliaux du canal de Wolff sont exceptionnels.

Pronostic. — Le pronostic de l'hydrocèle se tire de l'*âge* (bénin chez les nouveau-nés), de la *variété* pronostic plus réservé de l'hydrocèle congénitale), des conditions étiologiques, de l'existence ou de l'absence d'une hernie.

Diagnostic. — Il est en général facile, étant donné que la tumeur n'est pas réductible.

L'hydrocèle congénitale diffère encore de la *hernie* par la difficile réductibilité, par la matité et par la transparence. Il ne faudrait pas se laisser prendre au cas de coexistence de ces deux lésions.

Traitement. — L'hydrocèle des nouveau-nés se résout spontanément; dans le cas contraire, une simple injection de quelques gouttes d'alcool suffirait pour en amener la guérison.

L'*hydrocèle congénitale* peut être guérie par le port d'un *bandage*, dont les pressions accolent les parois du canal péritonéo-vaginal. En cas d'échec, on pourrait pratiquer des *injections* d'alcool, en prenant la précaution de diminuer préalablement la tension de la poche et d'appliquer le doigt sur l'anneau pendant l'injection.

Quand ces moyens échouent, ce qui n'est pas rare, on peut pratiquer la cure radicale, comme pour une hernie.

LXV. — PHIMOSIS

Étiologie. — Le phimosis est *très fréquent*.

C'est une *malformation congénitale;* tandis que souvent, chez l'adulte, c'est le reliquat d'une inflammation ou d'une ulcération du prépuce.

L'influence *héréditaire* est manifeste dans certaines familles.

Symptômes. — Le phimosis est caractérisé par ce fait que l'ouverture du prépuce forme un anneau, qui n'est pas assez dilatable pour être ramené en arrière de la couronne du gland.

L'*orifice préputial* permet ordinairement de voir une petite surface du gland et de découvrir le méat. Dans certains cas, l'orifice est ponctiforme, ne permet l'écoulement de l'urine que goutte à goutte et le sac préputial se dilate alors en une poche où stagne l'urine.

Le même fait se produit, quoique d'une façon plus atténuée, lorsque l'orifice du prépuce n'est pas en rapport avec le méat, lorsqu'il y a épispadias ou hypospadias préputial.

La longueur du prépuce est un caractère d'une grande importance pour le pronostic opératoire, et permet de distinguer le *phimosis atrophique* à prépuce rétracté, et le *phimosis hypertrophique* à prépuce exubérant.

Complications. — **Accumulation de smegma.** — C'est une cause d'irritation continuelle, qui peut devenir le point de départ de balano-posthites, de calculs, etc.

Balano-posthite. — Caractérisée par la cuisson, le gonflement, la rougeur, l'écoulement purulent fétide.

Adhérences préputiales. — Elles contribuent à rendre plus difficile encore la réduction du phimosis. Les unes sont purement épithéliales, et succèdent à des inflammations sans grande importance ; on peut les rompre facilement et sans déterminer d'hémorragies. Les autres, beaucoup plus rares, sont conjonctivo-vasculaires, et sont le résultat de balano-posthites intenses.

Hydrocèle vaginale. — Les statistiques prouvent la coexistence fréquente de ces deux affections, sans qu'on ait pu établir par quel mécanisme le phimosis détermine l'hydrocèle.

Adénites inguinales chroniques. — L'examen du prépuce doit être fait dans tous les cas d'adénites inguinales, pour éviter des erreurs de pronostic (adénite tuberculeuse) et pour obtenir une guérison rapide par la circoncision.

Hernie inguinale. — Plus de la moitié des hernieux ont un phimosis et plus de la moitié des enfants atteints de phimosis ont une hernie. On explique les rapports de ces deux malformations par les efforts de miction que nécessite le phimosis.

Incontinence d'urine. — Il est fréquent de voir l'incontinence à type nocturne céder à la cure d'un phimosis.

Onanisme. — A cause des irritations septiques du gland.

Troubles réflexes. — Outre l'incontinence nocturne, qui est bien prouvée, on a incriminé le phimosis dans la production d'accidents très divers : coxalgie, fausse coxalgie, paraplégie, contractures, strabisme, palpitations, dyspepsies, troubles intestinaux, convulsions. Étant données la fréquence extrême du phimosis et la possibilité de l'hystérie infantile, tous ces troubles ne doivent être rattachés au phimosis qu'avec une grande réserve.

Age adulte. — A l'âge adulte, le phimosis prédispose aux inoculations vénériennes et au cancer de la verge.

Marche. — Le phimosis est une malformation définitive ; souvent l'ouverture tend à devenir plus serrée par les balanites. Dans quelques cas, elle est élargie après la formation d'un *paraphimosis*.

Paraphimosis. — Sous des influences diverses, l'orifice préputial, porté en arrière, ne peut revenir à sa place primitive. L'anneau constricteur ainsi formé détermine en quelques heures une turgescence du gland, mais surtout une tuméfaction considérable du prépuce; l'organe prend une couleur rose et un aspect gélatiniforme.

Il est exceptionnel que, chez l'enfant, se produise,

comme quelquefois chez l'adulte, une gangrène par gêne circulatoire (*phase inflammatoire*), elle porte non pas sur le gland, mais sur l'anneau préputial, qui s'ulcère, se distend.

La terminaison est ordinairement la guérison du phimosis; quelquefois elle s'accompagne d'adhérences anormales de l'anneau à la couronne du gland.

Traitement. — Quand le prépuce est relativement dilatable et permet, quoique difficilement, de découvrir le gland, il suffit de répéter cette manœuvre de temps en temps pour éviter les accumulations irritantes et les adhérences préputiales; la première fois l'anesthésie est nécessaire.

Si le phimosis est serré, on pratique l'incision circulaire ou *circoncision*.

L'anesthésie générale est préférable chez l'enfant.

On commence par rompre les adhérences et par enlever mécaniquement le smegma.

Puis ayant ramené le prépuce en avant, on le tire fortement avec une pince introduite dans son orifice. On place alors une pince spéciale ou un clamp dans le plan médian, au niveau du gland, et très obliquement à 45° suivant le bourrelet qui le borde. On coupe peau et muqueuse en longeant le clamp.

Quelquefois l'artère du frein chez l'enfant, les artères dorsales chez l'adolescent donnent un jet qu'on doit arrêter.

Les sutures cutanéo-muqueuses sont faites ensuite au catgut; avant d'effectuer l'affrontement, il est souvent utile de faire au niveau du frein un affrontement antéro-postérieur muco-muqueux, sans lequel le frein serait trop court.

Un pansement circulaire est pratiqué pendant quelques jours ; lorsqu'il est un peu serré, il détermine souvent de la rétention d'urine avec miction par regorgement. Aussi certains chirurgiens préfèrent-ils les pâtes adhésives.

Paraphimosis. — Dans ce cas, les avis sont partagés : les uns laissent la lésion évoluer, et le sphacèle rompre l'anneau, en courant le risque d'adhérences anormales.

Les autres pratiquent la réduction : on commence par entourer la verge d'une compresse humide, qui empêche le glissement; puis on exerce en fermant le poing une pression graduelle et très forte, qui réduit l'œdème. On peut alors essayer la réduction en exerçant des efforts en sens inverse sur le prépuce et sur le gland. On doit sentir un ressaut brusque et ne pas se laisser prendre aux fausses réductions. — En cas d'échec, ces mêmes chirurgiens pratiquent le débridement, qui doit être suivi de circoncision.

Tout phimosis s'étant compliqué de paraphimosis doit être ultérieurement opéré.

LXVI. — EXSTROPHIE DE LA VESSIE

Étiologie. — C'est une malformation assez *rare*. Elle se rencontre surtout dans le *sexe masculin*, mais non exclusivement.

Les traumatismes subis par la mère pendant la

grossesse sont souvent invoqués ; mais l'anatomie de cette malformation montre qu'il s'agit d'une altération de la période embryonnaire.

L'influence de l'hérédité est beaucoup moins nette que pour les autres malformations, sans doute parce que la reproduction des sujets atteints d'exstrophie est exceptionnelle.

Symptômes. — L'exstrophie de la vessie présente des *degrés* divers.

Exstrophie complète. — Le cas où la déformation atteint son maximum est le suivant. Dans la région hypogastrique, existe une tumeur rosée ou violacée, à surface humide et tomenteuse, qui est constituée par la face postérieure de la vessie recouverte de sa muqueuse ; la paroi antérieure manque totalement.

Cette tumeur bombe pendant les efforts, car elle est repoussée comme un sac herniaire par les viscères abdominaux.

Sa largeur est supérieure à celle qu'aurait la vessie normale.

A la surface, vers la partie inférieure, se voient deux dépressions ou, au contraire, deux mamelons, par lesquels l'urine est projetée par petites éjaculations à quelques secondes d'intervalle ; c'est l'orifice des uretères.

En haut, la tumeur confine à la région ombilicale, mais la cicatrice ombilicale manque complètement.

En bas, elle se rétrécit et se prolonge en gouttière à la surface d'une verge qui présente les caractères de l'épispadias : gouttière supérieure non fermée, corps caverneux à la partie supérieure, verge courte, gland aplati et relevé contre l'abdomen, prépuce exubérant en forme de tablier au-dessous du gland.

Les testicules sont en ectopie inguinale double.

Quand, par la palpation profonde, on cherche à se rendre compte de l'état des parties osseuses, on ne sent pas de symphyse pubienne, ou bien on reconnaît qu'elle est remplacée par un cordon dépressible.

Fissure vésicale supérieure. — Très rare. Ici l'urètre est normalement conformé. L'exstrophie n'existe qu'à la partie supérieure de la vessie. Le degré le plus simple est la fistule urinaire ombilicale.

Fissure vésicale inférieure. — L'ombilic est constitué, mais situé plus bas qu'à l'état normal ; une distance variable le sépare du bord supérieur de l'exstrophie. Le degré le plus simple de cette malformation est l'épispadias.

Cas complexes. — Sans parler de l'ectopie testitulaire, qui est presque la règle, d'autres malformations peuvent exister : imperforation du rectum, anus contre nature vésical, hernies, vagin ou utérus bifide, imperforation du vagin, etc.

Marche. — Le suintement continuel de l'urine rend impossible la collection du liquide, dégage une odeur insupportable, et détermine souvent des excoriations abdominales et crurales.

Souvent c'est à l'*infection urinaire ascendante*

que succombent les sujets atteints de cette infirmité.

Quelques-uns seulement des sujets atteignent l'*âge adulte*. Les hommes sont ordinairement inféconds ; les femmes, quand elles deviennent enceintes, ont des couches dangereuses à cause de l'étroitesse de leur bassin.

Anatomie pathologique. — Outre les déformations ci-dessus décrites et visibles de l'extérieur, on note un certain nombre de modifications profondes.

Les pubis sont écartés et réunis par une bandelette fibreuse.

Les uretères décrivent une coudure : ils plongent d'abord dans le bassin, puis remontent vers la vessie.

Au niveau de cette coudure existe quelquefois une dilatation.

Pathogénie. — La rupture de l'ouraque par traumatisme intra-utérin, ou même par adhérences amniotiques, sont des théories qui ne s'appuient pas sur des bases embryologiques pouvant expliquer cette malformation complexe : exstrophie, écartement de la symphyse pubienne, épispadias et absence d'ombilic.

D'après les recherches de Keibel, de Vialleton, la paroi abdominale sous-ombilicale est formée de deux portions : une supérieure (membrane primordiale abdominale), une inférieure (partie supérieure de la *membrane anale* ento-ectodermique). Normalement, cette dernière, dans sa partie inférieure, n'est pas pénétrée par les tissus mésodermiques, et sa désagrégation entraîne l'ouverture du cloaque, qui se cloisonne ultérieurement.

Lorsque les tissus mésodermiques ne pénètrent pas dans la partie supérieure de cette membrane anale, que cette non-pénétration soit primitive (Keibel), ou que la membrane anale se soit trop développée (Vialleton), la membrane anale se désagrège, dans sa portion supérieure et l'exstrophie est constituée.

Traitement. — Les uns se contentent d'un traitement palliatif par des *appareils prothétiques.*

D'autres tentent différentes méthodes curatives, qui ont toutes de graves inconvénients.

L'*autoplastie* masque la paroi vésicale par des lambeaux cutanés, sans pouvoir créer une vessie continente (absence de sphincter) ; elle favorise l'infection urinaire en faisant une poche septique, où s'accumulent des calculs formés autour des poils.

La *suture muco-muqueuse* est bien supérieure. Dans les cas simples (fissure vésicale), on peut rapprocher les bords de l'exstrophie et ceux de l'urètre. Dans les cas à large déhiscence, on peut ou bien rabattre la partie supérieure (procédé de Segond), ou bien rapporter les parties latérales, grâce à une double disjonction sacro-iliaque préalable (procédé de Trendelenburg). D'ailleurs, la plupart de ces procédés nécessitent des opérations autoplastiques ultérieures pour recouvrir de peau les surfaces cruentées.

Le *détournement de l'urine vers le rectum*

(Tuffier) ne peut se faire qu'à la condition de conserver l'abouchement des uretères et de ne constituer qu'une très petite cavité vésicale.

Les indications relatives dans différents procédés ne sont pas encore nettement posées.

LXVII. — EPISPADIAS

Étiologie. — C'est une malformation plus *rare* que la précédente, dont elle représente une variété.

L'*hérédité* similaire est souvent notée dans les antécédents.

Le *sexe masculin* est presque exclusivement atteint.

Symptômes. — Il existe des degrés divers ; ce sont les plus complets qui sont les plus fréquents.

Epispadias balanique. — L'urètre s'ouvre sur la face dorsale de la verge, à la limite du gland.

Epispadias pénien.

Epispadias péno-pubien ou complet. — L'urètre présente la forme d'une simple gouttière située à la surface dorsale de la verge.

Le méat est bordé par un repli semi-lunaire à concavité inférieure.

Le prépuce en forme tablier se développe à la partie inférieure du gland ; celui-ci est d'un volume normal.

La verge est courte, relevée contre le pubis.

Chez ces sujets, l'*incontinence d'urine* et la *stérilité* sont fréquentes.

Anatomie pathologique. — Le corps spongieux

est absent ou rudimentaire et situé, dans ce cas, à la partie supérieure de l'adossement des corps caverneux.

Pathogénie. — Cette disposition n'est pas encore bien expliquée.

La *torsion* d'un hypospadias primitif (Guyon) ne peut s'appliquer à tous les cas.

L'*exubérance du bouchon cloacal* (voir *Exstrophie*) expliquerait, pour Vialleton, l'absence de coalescence des deux replis ano-génitaux.

Traitement. — Il rappelle celui de l'hypospadias; on pratique successivement : le redressement de la verge, la formation du canal antérieur, son abouchement à l'urètre.

La cure de l'épispadias amène quelquefois celle de l'incontinence qui l'accompagne.

LXVIII. — HYPOSPADIAS

Étiologie. — C'est une malformation congénitale d'une grande *fréquence*.

Le *sexe masculin* est presque uniquement atteint.

L'*hérédité* similaire possède une influence manifeste : il existe des familles d'hypospades.

Symptômes. — Cette malformation comporte des degrés divers : les plus légers sont les plus fréquents.

Hypospadias balanique. — Le méat s'ouvre à la base du gland ; le frein est absent ; le prépuce est surtout développé du côté dorsal.

Le gland est incurvé en bas, et un peu aplati d'avant en arrière.

Dans quelques cas (*urètre double*), il existe en aval du méat un canal borgne à ouverture antérieure : c'est l'urètre glandique.

Hypospadias pénien. — Déformation analogue ; mais le méat s'ouvre à un endroit variable du pénis.

En aval du méat, l'urètre présente diverses variétés : tantôt simple gouttière ; tantôt canal complet, ouvert en avant et en arrière ; tantôt canal ouvert à une seule de ses extrémités, etc.

Hypospadias péno-scrotal. — L'orifice est situé à la racine des bourses ; la verge est petite, incurvée en bas par une palmure ; le prépuce ressemble à un capuchon clitoridien.

Que le scrotum lui-même soit bifide et que les testicules ne soient pas descendus dans les bourses, on a l'aspect de l'*hypospadias vulviforme*, qui, à la naissance, détermine des erreurs pour le diagnostic du sexe.

Marche. — L'hypospadias n'entraîne pas de troubles autres que ceux que la déformation peut apporter au coït et à la fécondation.

Les *troubles urinaires* (incontinence) sont plus rares que dans l'épispadias.

Pathogénie. — La *théorie mécanique* (rupture par imperforation du méat) ne convient qu'aux cas exceptionnels d'hypospadias pénien avec urètre antérieur borgne, véritable *fistule pénienne urétrale*.

L'arrêt de développement rend bien compte de la malformation avec toute sa complexité : absence de soudure des deux bords de la gouttière génitale. Comme la soudure se fait d'arrière en avant, on comprend que l'hypospadias balanique soit le plus fréquent ; la dualité d'origine des urètres pénien et balanique explique la formation de l'un à l'exclusion de l'autre.

Traitement. — Le traitement de l'hypospadias exige de longues séances et une docilité relative du sujet ; mais la plupart des auteurs, tout en plaçant l'époque favorable *avant la puberté*, donnent des chiffres qui varient dans de larges limites : 4 ans à 12 ans.

Dans un premier temps, on *redresse le gland* par une incision transversale dont on suture les bords longitudinalement.

Dans un deuxième temps, on *refait l'urètre ;* c'est le point délicat de la méthode ; il faut quelquefois au préalable élargir la gouttière.

Dans un troisième temps, on *suture les deux urètres* sur une sonde placée à demeure.

LXIX. — PROLAPSUS DE LA MUQUEUSE DE L'URÈTRE

Étiologie. — C'est une affection spéciale au *sexe féminin*.

Age. — C'est vers 8 ou 10 ans que se produit souvent le prolapsus ; il est rare à l'âge adulte, mais il le devient un peu moins pendant la vieillesse.

17.

Causes déterminantes. — Tous les *efforts* y prédisposent : toux, défécation, miction ; ceux-ci sont fréquents au cours des *vulvo-vaginites*, ce qui explique la coexistence fréquente de cette dernière affection et du prolapsus urétral (Broca).

Causes prédisposantes. — Comme pour le prolapsus du rectum, il faut incriminer un état de faiblesse des tissus, fréquemment réalisé chez les rachitiques et chez les strumeux.

Anatomie pathologique. — Les *causes anatomiques* du prolapsus consistent dans la présence ou dans le développement, exagéré chez certains sujets, d'une couche de tissus sous-muqueux lâche, qui unit la musculeuse et la muqueuse.

La *structure* du prolapsus est celle de la muqueuse normale au début ; plus tard, il se fait une épidermisation et surtout une hypertrophie vasculaire, qui a fait dénommer quelques-unes de ces productions des angiomes.

Pathogénie. — On admet généralement une pathogénie analogue à celle du prolapsus du rectum.

Néanmoins pour Singer, l'angiome est primitif et entraîne la chute de la muqueuse par son poids et par les efforts de miction qu'il détermine.

Symptômes. — *Début.* — Le signe qui attire l'attention est des plus variables : tantôt la douleur, tantôt les pertes sanguines. Souvent ces symptômes sont peu bruyants ; aussi le prolapsus existe-t-il depuis longtemps quand le médecin l'observe.

État. — *La douleur* est un symptôme d'intensité

variable : la marche, la miction l'exaspèrent ou la provoquent. La *pollakiurie* peut être la conséquence d'une miction incomplète et douloureuse, ou dépendre de l'urétrite.

Les *hémorragies* sont fréquentes; au début, elles sont souvent prises pour de la menstruation précoce.

A l'examen, on constate une *tumeur* rouge au début, qui peut pâlir dans la suite. La surface est humide et suintante, alors même qu'il n'y a pas d'urétrite ou de vulvite concomitante. La tumeur est arrondie ; elle est percée en son centre d'un orifice et circonscrite par un sillon, dans le cas de *prolapsus total*, mais ces caractères peuvent manquer dans le *prolapsus partiel*.

Il reste à examiner le degré de *réductibilité* de la tumeur, à explorer l'urètre par le catéthérisme.

Marche. — La *guérison* peut se produire; souvent elle ne survient qu'au prix d'ulcérations, de plaques de sphacèle, qui peuvent déterminer un rétrécissement. Néanmoins ces accidents sont plus rares que dans le prolapsus de l'adulte, et la guérison véritable est la terminaison ordinaire.

Diagnostic. — Le prolapsus se reconnaît à la continuité de la tumeur avec les parois de l'urètre; le diagnostic des prolapsus partiels est seul délicat.

Les *polypes* présentent une base d'implantation étroite, ils ne sont pas réductibles de la même façon que le prolapsus.

Les *végétations* sont en général multiples.

Traitement. — On peut d'abord essayer les *cau-*

térisations avec des topiques peu actifs (nitrate d'argent); une cautérisation active (thermo-cautère) pourrait déterminer un rétrécissement.

Dans les cas rebelles, il est préférable de recourir à l'ablation: quatre fils placés en croix avant l'excision, et suturés après celle-ci, assurent à la fois la suture et l'hémostase.

En cas de récidive, on pourrait pratiquer préalablement une excision en V de la muqueuse, suivie de suture.

LXX. — VULVO-VAGINITE

Étiologie. — C'est une maladie d'une extrême *fréquence*.

Age. — Aucune période n'en est indemne, depuis la naissance jusqu'à l'adolescence ; mais les écoulements des nouveau-nés ont été longtemps méconnus.

Causes prédisposantes. — Il y a des *causes anatomiques* qui expliquent pourquoi les infections génitales sont plus fréquentes chez les filles, dont la surface à contaminer n'est pas, comme celle des garçons, balayée par l'urine aseptique.

Le *défaut de propreté*, fréquent dans toutes les classes de la société, joue un rôle important.

En outre il y a un état de *prédisposition* spécial, car les petites filles peuvent être contaminées par des microbes, qui ne se montrent pas virulents pour des adultes (gonorrhée insoupçonnée de la mère).

Quelques-unes de ces causes prédisposantes sont

passagères : les *fièvres éruptives*, l'établissement de la *menstruation* sont quelquefois accompagnés d'écoulements vaginaux. Dans d'autres cas exceptionnels, il s'agit de *traumatisme* direct, de viol ; les jeux fatigants eux-mêmes (Epstein) pourraient réveiller des vulvites latentes.

Causes déterminantes. — Il n'y en a qu'une, l'*infection ;* mais elle peut se produire par des mécanismes extrêmement variés.

D'une part, il existe des *vulvo-vaginites catarrhales*, pour lesquelles on peut invoquer l'auto-infection véritable par reviviscence de la virulence de microbes saprophytes ; soit l'infection de proche en proche (coli-bacilles issus de l'intestin), soit peut-être la contagion.

D'autre part, il faut expliquer les *vulvo-vaginites gonorrhéiques*. Exceptionnellement il s'agit de *viol* par un sujet septique. Dans beaucoup de cas, la vulvo-vaginite revêt une allure *endémo-épidémique* ou *familiale ;* on peut alors incriminer soit des attouchements entre enfants, soit la transmission par les objets de toilette (éponges), les thermomètres, les bains ; la contagion par l'air est plus contestable et certainement rare.

Bactériologie. — Dans la plupart des cas, on trouve le *gonocoque* pur dans les cas aigus et récents, associé dans les cas anciens. Il doit présenter les caractéristiques suivantes : être intracellulaire en forme de petits diplocoques, cultiver difficilement sur le sérum en colonies incolores, liquéfier la gélatine, ne pas prendre le Gram.

Dans d'autres cas, le gonocoque n'est pas en cause : staphylocoques, streptocoques, coli-bacilles.

Description. — Nous prendrons comme type de description la vulvite gonorrhéique, qui donne lieu à la symptomatologie la plus complète.

Incubation. — Elle est en moyenne de 3 ou 4 jours, par conséquent plus courte que chez l'adulte, ce qui a fait dire que la muqueuse de l'enfant est plus vulnérable.

Symptômes. — Le symptôme capital est l'*écoulement* : verdâtre au début, il devient plus tard simplement jaunâtre, puis opalescent et enfin séreux. La quantité est variable, suivant les cas, et sujette, chez le même sujet, à de grandes oscillations.

Quand on cherche l'*origine* de cet écoulement, on voit que plusieurs organes peuvent le produire. La vulve est rosée, les grandes lèvres sont tuméfiées et présentent quelquefois de petites ulcérations, développées de préférence autour de l'orifice des glandes de Bartholin.

Le vagin participe au processus beaucoup plus souvent que chez l'adulte jeune ; chez l'adulte, en effet, la desquamation vaginale est ordinairement secondaire à l'écoulement utérin. L'utérus, au contraire, chez la petite fille n'est que très exceptionnellement infecté, à cause de l'atrésie relative, qui précède la période de menstruation. D'ailleurs, cette appréciation est délicate et ne peut être faite qu'avec le spéculum.

L'urètre participe ou ne participe pas à la suppuration ; la rougeur du méat, une tendance au prolapsus de sa muqueuse et surtout le suintement par le méat, quand on appuie sur le périnée, indiquent son atteinte.

Les *effets* directs de cet écoulement consistent en excoriations des grandes lèvres, croûtes dont le dessèchement amène l'agglutination des organes, ganglions inguinaux.

Les *signes fonctionnels* consistent en excitation, en insomnie, entretenues par les démangeaisons, que l'enfant cherche à atténuer par le grattage. Quelquefois il y a de la douleur vive à la miction, les enfants la redoutent et n'urinent que rarement et laissent distendre leur vessie.

L'*état général* peut être atteint, soit qu'il existe quelques poussées fébriles, soit que l'épuisement nerveux causé par l'insomnie amène un certain état d'amaigrissement.

Marche.— Elle est très irrégulière : tantôt cyclique avec décroissance progressive de l'écoulement, tantôt irrégulière, avec poussées successives qui retardent la guérison.

Durée. — Les cas bénins peuvent se tarir en 2 ou 3 semaines; d'autres ont pu durer plusieurs mois ou plusieurs années.

Terminaisons. — La *guérison*, quelquefois très tardive, est considérée comme étant la règle; mais certains auteurs ont vu l'affection prendre une durée indéfinie, peut-être jusqu'à l'âge adulte.

Complications. — La *conjonctivite purulente* est rare, relativement au grand nombre des écoulements blennorragiques : elle est en général plus bénigne que celle du nouveau-né.

La *cystite* peut se produire; on a accusé la blennorragie d'être la cause déterminante de certaines cystites à coli-bacilles (Hutinel).

Le *rhumatisme* revêt ordinairement une marche subaiguë; quelquefois, et surtout chez les nourrissons, il se produit des pyarthoses, dont les conséquences sont moins graves qu'on pourrait le croire.

Péritonite. — Il est assez fréquent que les filles atteintes de vulvo-vaginite accusent des douleurs hypogastriques accompagnées de poussée fébrile. Dans certains cas, on observe un syndrome péritonéal plus net, qui se termine par résolution.

Enfin, il existe des cas mortels à l'autopsie desquels on a trouvé soit de la salpingite suppurée, soit une péritonite diffuse.

Forme catarrhale. — Elle est caractérisée par l'atténuation des symptômes, par la couleur opalescente de l'écoulement, par la moindre ténacité. L'absence de contagion ne serait pas un argument probant; d'ailleurs, elle n'est pas constante.

Pronostic. — Les complications étant rares, la vulvo-vaginite serait d'un pronostic général bénin, si elle n'était aussi *tenace*.

Le pronostic dépend, en grande partie, de la nature de l'écoulement.

Diagnostic. — Il s'impose quand l'écoulement est reconnu, mais souvent l'écoulement reste longtemps *inaperçu*.

Le diagnostic étant fait, il reste à rechercher la *cause* pour éviter la ré-infection. C'est aujourd'hui un fait acquis, en médecine légale, que la présence de gonocoques n'entraîne pas nécessairement la conviction de l'origine vénérienne de la vulvo-vaginite.

Traitement. — Souvent il suffit d'un traitement léger : *lotions* au permanganate, et plus tard aux astringents ; — poudrage avec des substances non fermentescibles.

Dans les cas intenses, il faut prescrire le repos au lit, l'alimentation lactée et les *injections* vaginales avec une sonde de Nélaton fine.

En cas de rechute, il ne faudra pas se hâter d'incriminer une recrudescence d'origine endogène, mais plutôt la réinfection et attacher une importance particulière aux *mesures prophylactiques*.

Les cas rebelles sont traités par les applications de solution de sels d'argent, par une médication tonique.

La thérapeutique des vulvo-vaginites ne donne pas toujours des résultats brillants, ni surtout rapides.

LXXI. — CALCULS VÉSICAUX

Étiologie. — *Fréquence*. — La moitié des calculeux sont des enfants.

Age. — La lithiase urinaire présente des symptômes révélateurs de 2 à 7 ans, mais peut se rencontrer en dehors de ces limites.

Sexe. — Ce sont presque toujours des garçons qui sont atteints.

Causes prédisposantes. — La *répartition géographique* est remarquable : la Hongrie est le pays de prédilection ; les *classes pauvres* sont atteintes de préférence, contrairement à ce qui arrive pour les calculs de l'adulte.

Races. — Dans le race juive, les garçons ne sont pas plus souvent atteints que ne le sont les filles dans les autres races, ce que Bokay attribue à l'absence des phimosis.

L'influence *héréditaire* est quelquefois manifeste.

Variétés chimiques. — **Calculs uriques.** — De dimension moyenne, de couleur fauve ; la surface est lisse ; la consistance est dure. Ce sont les plus fréquents.

Calculs oxaliques. — Les plus rares, petits, de couleur foncée, d'une dureté extrême. Leur surface, souvent mamelonnée comme celle d'une mûre, les a fait dénommer *calculs muraux.*

Ces deux variétés se forment en milieu acide.

Calculs phosphatiques. — Assez fréquents ; les gros calculs appartiennent à cette variété, couleur claire, consistance friable. Cette variété se forme en milieu alcalin.

Calculs mixtes. — Le centre est formé d'un noyau oxalique ou urique et la périphérie d'une gaîne phosphatique. Le centre s'est formé en milieu acide et la périphérie en milieu alcalin.

PATHOGÉNIE. — 1° *Causes physiologiques.* — A part de rares exceptions, les calculs vésicaux de l'enfant ont une *origine rénale.* A la naissance, les tubes excréteurs sont encombrés normalement de cristaux d'acide urique (infarctus uriques des nouveau-nés).

2° *Influences pathologiques.* — Pour que ces infarctus deviennent des calculs, on admet soit que l'urine ne possède pas de bonnes qualités dissolvantes (*théorie chimique*); — soit que, sous l'influence d'une inflammation épithéliale, les cellules épithéliales desquamées deviennent des centres de cristallisation (*théorie du catarrhe lithogène* de Meckel, refusée par Epstein, dans le cas particulier).

3° *Gêne de l'élimination.* — Mais tous ces petits calculs deviennent rarement des calculs vésicaux, c'est ici qu'intervient la gêne de l'élimination et que devient probable l'influence de la profondeur de la vessie chez le garçon, la difficile pénétration de petits calculs dans l'urètre, le phimosis.

SYMPTÔMES. — Les *calculs rénaux* avec leurs conséquences (hématuries isolées, symptômes néphrétiques, anurie, phlegmon périnéphrétique) ne sont pas rares, mais présentent peu de particularités symptomatiques, à part le jeune âge du sujet, qui peut en rendre le diagnostic presque impossible.

Le plus souvent, le calcul devenu *calcul vésical* s'accroît sans cesse et, après quelques années de tolérance, détermine des symptômes.

Symptômes fonctionnels.—Ils dépendent moins du volume du calcul que de sa forme : ainsi les calculs muraux sont très mal tolérés.

La *douleur* peut manquer ou être insuffisamment exprimée. Elle siège dans l'hypogastre avec irradiations dans la verge : les enfants cherchent à la soulager en exerçant des *tractions sur la verge*, qui peut présenter des excoriations révélatrices de cet état dans l'intervalle des paroxysmes.

La douleur est paroxystique, exagérée par la miction, déterminée par les fatigues, calmée par le repos.

L'*interruption brusque du jet*, au cours d'une miction commençante, est un signe assez rare, très caractéristique et presque spécial à l'enfance. Il paraît dû à la projection sur le col vésical d'un calcul flottant dans la vessie, comme l'est le poids d'un grelot.

Quelquefois il y a *incontinence d'urine* quand un gros calcul s'est enchatonné dans la région du trigone.

L'*hématurie* est plus rare que chez l'adulte; on ne doit pas compter sur ce symptôme.

Signes physiques, exploration vésicale. — L'enfant étant couché le bassin élevé, en résolution musculaire (au besoin grâce à l'anesthésie générale), on introduit dans la vessie la quantité d'eau correspondant à une petite miction. On entre ensuite une sonde métallique à petite courbure ou un explorateur spécial. Dans les cas simples, le contact avec le calcul est immédiat; d'autres fois, il faut porter la sonde jusqu'au fond de la vessie et la ramener en avant en lui imprimant des rotations unilatérales du bec de la sonde; on recommence la même manœuvre du côté opposé de la vessie.

Cette exploration permet non seulement de reconnaître le calcul, mais d'en apprécier la *consistance* par l'éclat du choc métallique, le *volume*, la *configuration*, et le *nombre*.

Le *toucher rectal* peut donner des renseignements utiles quand le calcul est volumineux.

Marche. — Il y a une période de tolérance absolue, silencieuse, pendant laquelle se forme le calcul; — une période de symptômes confirmés; — une période inconstante d'*infection vésicale*, caractérisée par la pyurie, les hématuries : — une période d'infection urinaire avec polyurie, poussées fébriles, etc. C'est dans ces deux dernières périodes que se constituent les calculs phosphatiques.

Quelquefois, ultérieurement, des *complications* telles que l'infiltration d'urine, les fistules périnéales.

Terminaisons. — La mort serait la terminaison ordinaire, si l'intervention chirurgicale ne débarrassait radicalement les malades.

On a mentionné quelques cas de guérison par élimination périnéale de la pierre.

Pronostic. — Il devient bénin quand l'intervention chirurgicale est faite dans de bonnes conditions.

Diagnostic. — Il repose entièrement sur l'*exploration vésicale*, qu'il faut penser à faire même chez les enfants les plus jeunes, quand ils présentent les troubles de la miction ci-dessus décrits.

Traitement. — Le traitement chirurgical est seul de mise et doit être pratiqué avant la période d'infection, c'est-à-dire le plus tôt possible.

La *lithotritie* en un temps convient aux calculs peu volumineux, dont la friabilité est suffisante.

La *taille hypogastrique* convient aux calculs volumineux. Cette opération est facilitée chez l'enfant par la position élevée de la vessie, qui rend inutile le ballon de Petersen.

La *taille périnéale* latérale est pratiquée par certains chirurgiens chez les filles, quand le calcul est trop dur pour être broyé.

LXXII. — SARCOME DU REIN

Étiologie. — *Fréquence.* — Sur 100 sarcomes développés chez les enfants, la moitié appartiennent au rein.

Age. — On l'observe de 1 à 5 ans.

Anatomie pathologique. — La *forme macroscopique* la plus fréquente est la tumeur non encapsulée qui s'infiltre de proche en proche.

Les *connexions* de la tumeur sont différentes des deux côtés : à droite, le côlon ascendant est devant la tumeur et lui adhère; à gauche, la masse néoplasique n'est pas coiffée par le côlon descendant.

Histologie. — Le sarcome du rein appartient aux variétés les plus malignes : il est presque toujours embryonnaire, à cellules rondes.

Quelques tumeurs s'accompagnent d'une réaction épithéliale, ce sont des adéno-sarcomes.

PATHOGÉNIE. — Le sarcome naît dans le tissu conjonctif interstitiel, quelques-uns naissent de la capsule.

Albarran incrimine, dans certains cas, les débris ecto-mésodermiques pararénaux qu'il a découverts chez le fœtus.

SYMPTÔMES. — Les symptômes diffèrent notablement de ceux qu'on rencontre chez l'adulte; le sarcome du rein chez l'enfant évolue comme une tumeur abdominale.

La *tumeur* se perçoit par l'abdomen; d'abord latérale, elle devient ensuite médiane. Son principal caractère est de donner le *contact lombaire*, que perçoit la main placée à cet effet dans la dépression costo-iliaque. Par tous ses autres caractères, c'est une tumeur abdominale : la sonorité du côlon peut recouvrir la tumeur quand elle le développe aux dépens du rein droit. Le volume est variable ; il peut devenir énorme, la tumeur repoussant le foie, les dernières côtes. La surface est bosselée et certains points paraissent fluctuants.

Les *signes de compression* peuvent manquer : ce sont l'œdème des jambes par compression de la veine cave, le varicocèle par compression des veines spermatiques, les douleurs crurales par compression nerveuse.

L'hématurie, qui est si souvent, chez l'adulte, un symptôme révélateur, est exceptionnelle. Quand elle se produit, elle présente les caractères de toutes les hématuries néoplasiques : apparition irrégulière, sans cause; — indolence, à part quelquefois des douleurs néphrétiques causées par le cheminement d'un caillot; — effet nul du repos. En outre, les urines sont uniformément teintées pendant toute la durée d'un miction.

L'urine présente rarement des caractères spéciaux tels que : albuminurie, cylindrurie, hématurie microscopique, débris néoplasiques.

Marche. — La marche de ces tumeurs est progressive, la mort est la *terminaison* constante.

Elle survient dans un état de cachexie avec poussées fébriles, que n'explique pas toujours l'infection urinaire.

Durée. — La durée moyenne est de 8 à 10 mois, et n'est en rien comparable à la lente évolution des tumeurs malignes du rein chez l'adulte.

Diagnostic. — Les tumeurs du rein se reconnaissent à ce qu'elles donnent le contact lombaire; c'est presque le seul symptôme qui leur soit particulier.

Les *tumeurs du foie* ne sont pas séparées de la matité hépatique par une bande sonore.

La *péritonite tuberculeuse* a une marche plus lente; certains points de l'abdomen donnent une fluctuation plus franche; il y a de la polymicroadénie.

Les *tumeurs liquides* du rein ont une consistance plus égale, l'état général n'est pas atteint aussi profondément.

Traitement. — L'*extirpation* est rationnelle, car la tumeur ne présente d'adhérences que très tardivement, ordinairement avec la veine cave inférieure.

Préalablement, il faut s'assurer de l'état de fonctionnement et même de l'existence de l'autre rein, par la cystoscopie; le cathétérisme des uretères n'a pas été pratiqué chez l'enfant.

La voie la plus facile est la voie transpéritonéale, à cause du volume de la tumeur.

Les résultats immédiats sont bons, mais la généralisation dans la première année est presque la règle; c'est souvent le poumon qui est envahi (voir *Sarcome du poumon*).

BIBLIOTHÈQUE NATIONALE B.F.

TABLE DES MATIÈRES

TABLE ALPHABÉTIQUE DES MATIÈRES

Les chiffres sans tomaison renvoient à l'*Aide-mémoire de médecine infantile*; les chiffres précédés de la tomaison II renvoient à l'*Aide-mémoire de chirurgie infantile*.

B.F.

Poitiers. — Imprimerie BLAIS et ROY, 7, rue Victor-Hugo, 7.

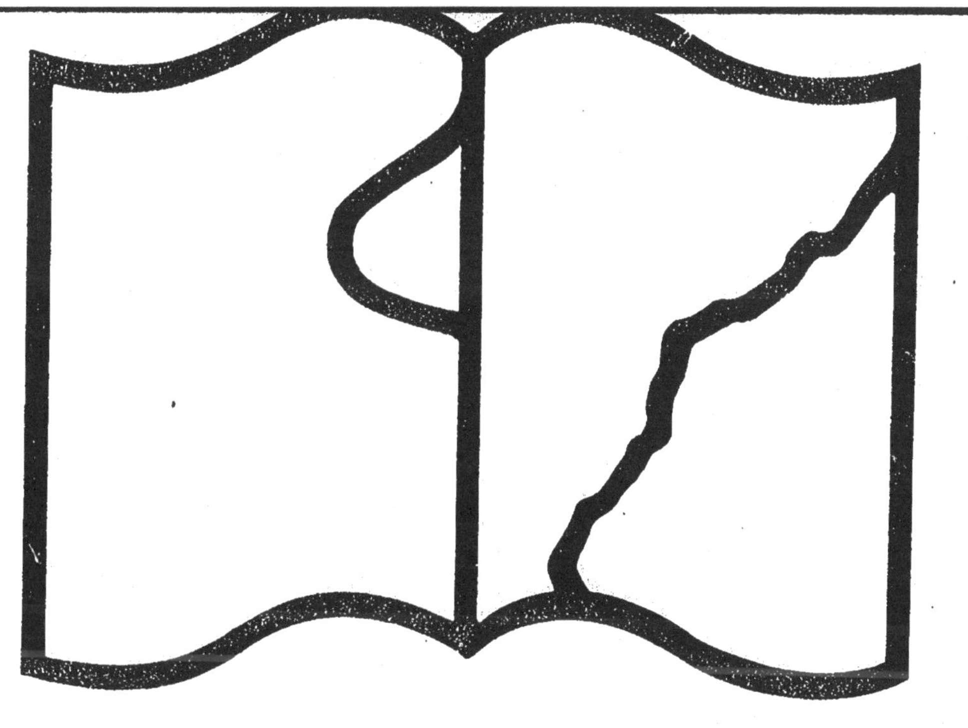

Texte détérioré — reliure défectueuse

NF Z 43-120-11

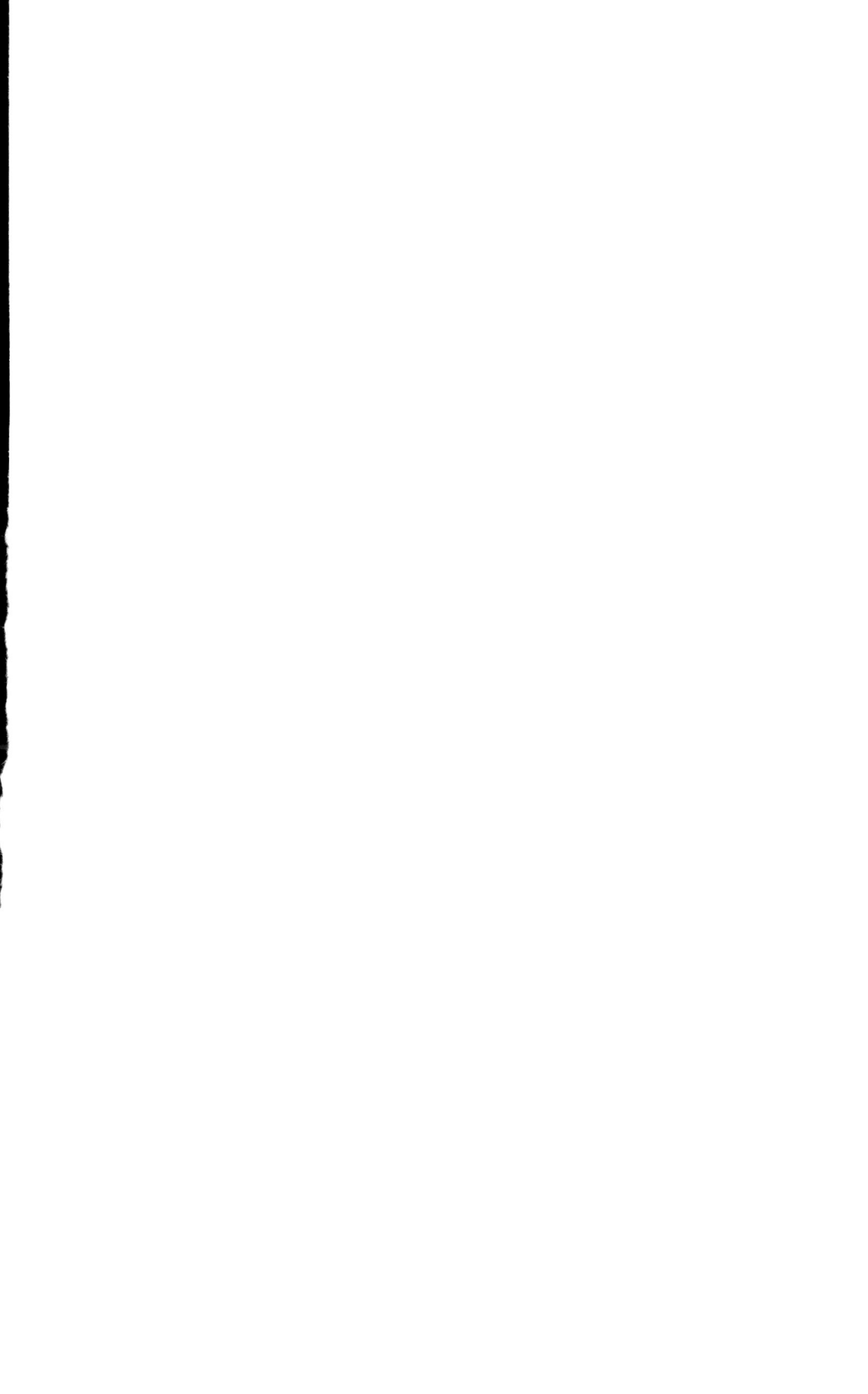

www.ingramcontent.com/pod-product-compliance
Ingram Content Group UK Ltd.
Pitfield, Milton Keynes, MK11 3LW, UK
UKHW020308230726
13925UKWH00001B/278